JN189583

病院給食と
地産地消

大宮めぐみ

大学教育出版

まえがき

　本書は、2014 年 3 月に岡山大学へ提出した学位論文「病院給食における地場産農産物導入の今日的意義と展開方策に関する研究」（学位授与番号：博甲第4992 号）に、若干の加筆・修正を加えたものである。

　大学、大学院修士課程で栄養学を専攻した筆者が、地産地消という課題を自らに課すこととなったきっかけは、博士論文を書くにあたりご指導いただいた小松泰信先生の研究室の門戸を叩いたことにある。しかし、当初は地産地消に関して栄養学的な側面、地域農業への貢献といった側面から、肯定的な視点は乏しかった。

　その後、農業協同組合について学ぶ中で、ある厚生連病院では、地元 JA と協同し、地場産農産物を給食に活用しており、その活動に少なからず興味を覚えた。病院給食においては、活動事例はあるにもかかわらず、そのフードシステムは不明であり、学校給食における地産地消と比較しても、調査が行われていない実態を目の当たりにしたことから、本研究はスタートした。

　調査を進めるにつれ、地域農業への貢献はもとより、患者を思い、地域の食材を生かした給食を提供することで、美味しく、かつ喜ばれる食事を提供したいとする管理栄養士・栄養士の方々や、地域の食材を病院給食に使用することで地域農業を知ってもらいたいとする JA 職員の方々などの姿に触れ、本活動が、給食の質的向上の視点からも、地域農業振興の視点からも意義深いことを実感した。

　なお、これらの調査から得られた主な研究成果は下記の通りであり、本書の基礎となっている。

第 2 章　厚生連病院と地産地消

　大宮めぐみ「厚生連病院における地場産農産物活用の現状と課題」『農林業問題研究』、第 49 巻、第 1 号、pp.154 ～ 159、2013

　大宮めぐみ「厚生連病院にみる地場産農産物活用の動向と課題 ― 全国的アンケート調査に基づいて ― 」『農林業問題研究』、第 50 巻、第 2 号、pp.131 ～ 136、2014

本論で述べているように、病院給食における地産地消は、一部の病院にとどまっている。しかしながら、農業があるからこそ、地域の食文化、食事があることを常に意識し、活動を継続していくことで、日本の農業を消費の面から支えていくことは意義深い。

　「食と農」は、ともに語られるが、管理栄養士である筆者にとって、食がより豊かで、持続していくためには、農を守る視点が必要であることを教えてくださったのは、小松泰信先生（岡山大学大学院環境生命科学研究科教授）、横溝功先生（岡山大学大学院環境生命科学研究科教授）であった。

　小松泰信先生には、厚生連研究という農業・食・医療が繋がるフィールドを管理栄養士である筆者に示し、数多くの研究機会を与えていただいた。また、事例分析を中心とした分析手法をご教授いただくとともに、統計的な分析手法を取り入れることでより深くリアリティーのある研究成果の追究方法についてご指導いただいた。なにより、地域農業に真摯に向き合い、食と農のつながりの必要性を筆者に説いてくださった。他分野から来た筆者を最後まで、厳しくかつ丁寧にご指導くださった上、学位論文の審査では主査を務めていただき、なおかつ、本書の出版に関しても仲介の労をとっていただいた。心から感謝を申し上げたい。

　横溝功先生には、対象事例を客観的かつ普遍的な視点で捉え課題に接近する方法をご指導いただくとともに、新しい知見に熱意をもって取り組む姿勢を示していただいた。また、初めて研究室を訪れた日以来、常に温かい励ましと的確なご助言をいただいた。学位論文の審査では、副査を務めていただいた。ここに深く感謝申し上げたい。

　また、駄田井久先生（岡山大学大学院環境生命科学研究科准教授）からは、学会報告などを通して多くのご教示を賜り、学位論文の審査では、副査を務めていただいた。記して感謝を申し上げたい。

　そして、食料生産システム管理学研究室の同輩である坂知樹氏（現一般社団法人長野県農協地域開発機構研究員）をはじめ、後輩の皆様には、ゼミを通じて有益なご助言をいただいた。心からお礼申し上げたい。

　さらに、筆者が働きながら研究を続けることを強く後押ししてくださった多田幹郎先生（岡山大学名誉教授）、森惠子先生（中国学園大学現代生活学部教授）、学部、修士課程においてご指導をいただき、現在も研究者として筆者の手本とな

り続ける清原昭子先生（中国学園大学現代生活学部准教授）には、心から感謝申し上げたい。また、前職場である中国短期大学、現在勤務する中国学園大学の皆様には、特段のご配慮とご支援をいただいた。心より感謝の意を表したい。なお、本書の出版を引き受けていただいた大学教育出版の佐藤守氏にもお礼を述べたい。

　なにより本研究は多くの事例分析や、アンケート調査なしには完成しなかった。本調査に協力してくださった病院管理栄養士・栄養士の皆様、厚生連職員の皆様、JA職員の皆様、仲卸業者・小売店の皆様のおかげである。ご協力を賜ったおひとりおひとりの名前をあげることはできないが、活動や意見に触れることができたおかげで、本研究が一つの成果となった。衷心から感謝申し上げたい。

　筆者は、まだまだ未熟であり、本書を書き下ろすことには、不安がある。しかしながら、本研究が、地産地消研究の一部となり、わずかでもその活動へ寄与することができればと切に願っている。また、これから研究者として、管理栄養士として、いかに「食と農」の持続・発展に貢献できるのか、常に自問自答しながら、研究を続けていきたいと改めて感じている。最後に、研究を続ける娘を温かく見守ってくれた両親と家族に心から感謝し、今後一層精進し続けることを誓いたい。

　なお、本書には平成24年度JA研究奨励費助成対象研究による研究成果の一部が含まれている。

　2014年12月

　　　　　　　　　　　　　　　　　　　　　　　　　　大宮めぐみ

病院給食と地産地消

目　次

まえがき ……………………………………………………………… i

序 章 課題と方法 ……………………………………… 1

第1節　本研究の課題と背景　*1*

第2節　本研究の構成 ― 課題への接近方法 ―　*5*

第1章　病院給食における食材調達と地産地消の動向 ……… 9

第1節　病院における給食経営管理の特徴　*9*

  1　給食の概念と特定給食施設　*9*

  2　栄養管理と経営管理から成り立つ給食管理　*11*

  3　病院給食の目的と特徴　*12*

第2節　小売店中心型の食材調達　*13*

  1　病院給食の食材購入先　*13*

  2　病院給食における納品者としての小売店　*14*

  3　病院給食の納品者としての仲卸業者と地産地消　*16*

第3節　学校給食における地産地消　*18*

  1　歴史的変遷　*18*

  2　給食の実施状況　*20*

  3　食材調達経路　*21*

  4　地場産農産物の使用状況　*22*

  5　地場産農産物の購入経路　*23*

  6　地場産農産物使用の課題　*23*

  7　コーディネーターの必要性　*24*

  8　社会的認知度と活動評価　*25*

第4節　病院給食における全国的な地産地消の動向　*26*

  1　病院給食における農産物の購入実態　*26*

  2　地場産農産物の使用状況とその購入先　*27*

  3　地場産農産物の活用状況と患者の評価　*28*

  4　地場産農産物活用に向けた課題とその解決方法　*29*

目　次　*vii*

第**2**章　厚生連病院と地産地消 ………………………………………… *34*

第1節　はじめに　*34*

第2節　アグロ・メディコ・ポリスと病院給食　*35*

1　アグロ・メディコ・ポリスの理論的枠組み　*35*

2　アグロ・メディコ・ポリスの機能　*36*

3　病院給食におけるアグロ・メディコ・ポリスからの示唆　*37*

第3節　厚生連病院の成り立ちと組織概要　*38*

1　厚生連病院の歴史的変遷　*38*

2　厚生連病院の特性　*40*

3　厚生連病院と農業・農村との関係性　*40*

第4節　佐久病院とJA佐久浅間の事例　*41*

1　JA長野厚生連の概要　*41*

2　佐久病院の概要とセントラルキッチン化　*42*

3　多様な地場産農産物の活用と今後の方針　*43*

4　JA佐久浅間野菜加工開発センターの概要　*44*

5　加工センターと佐久病院との取引関係　*46*

6　JAとしての役割と課題　*47*

7　地域拠点病院としての合理化と厚生連病院としてのあり方　*48*

第5節　新町病院とA・コープしんまちの事例　*49*

1　新町病院の概要　*49*

2　栄養科の概要と食材購入　*49*

3　系統利用から地産地消への転換とその背景　*50*

4　食材納品者としてのA・コープしんまち店　*51*

5　厚生連病院とA・コープから見る地域内循環　*52*

第6節　全国の厚生連病院における地場産農産物使用の実態　*53*

1　厚生連病院における給食運営の特徴　*53*

2　厚生連病院での地場産農産物の使用状況と購入先　*55*

3　JAグループを意識した地場産農産物使用と活動展開　*58*

4　開設主体で異なる地場産農産物活用の課題と解決方法　*60*

5　厚生連病院における地場産農産物活用の特徴　*63*

6　先進事例としての厚生連病院とその展開方策　*64*

第7節　むすび　*66*

第3章 農業協同組合における病院給食への対応と課題 …………… 69

第1節 はじめに 69

第2節 農業協同組合の地域対応と地産地消 70

第3節 農業協同組合の地域内流通への対応と地産地消の方針 73
1 農協共販の展開と特徴 73
2 JAにおける地産地消の方針と病院給食 76

第4節 遠州病院とJAとぴあ浜松・JA遠州中央の事例 79
1 遠州病院と県内JAによる地産地消の概要 79
2 JAとぴあ浜松における病院への食材納品と地産地消の意義 81
3 JA遠州中央における病院への食材納品と地産地消の意義 83

第5節 JAの集荷・分荷・配達機能における課題と対応 85

第6節 むすび 87

第4章 病院給食における業務委託化と地場産農産物導入方策 …… 91

第1節 はじめに 91

第2節 業務委託化の動向と課題 92
1 業務委託の歴史的変遷 92
2 業務委託化における目的と課題 93
3 給食分野における市場規模と今後の動向 94
4 全国的な業務委託率とその傾向 96

第3節 アンケート調査からみる業務委託化の現状と
地場産農産物活用への影響 98
1 業務委託の実態と食材購入 98
2 給食運営別にみる地場産農産物の活用状況 101
3 給食運営別に異なる地場産農産物活用の課題と解決方法 104
4 給食部門からみた委託化の影響 107

第4節 高知病院の事例 108
1 高知病院の概要と地産地消活動 108
2 JA直販店との取引と業務委託化の影響 110
3 活動方針の明確化と委託契約の重要性 111

第5節 給食委託会社における受託の実態 112
1 給食委託会社の食材調達経路 112
2 業務委託化での地場産農産物における対応と可能性 114

目　次　　*ix*

　　　3　給食委託会社における食材流通と地場産農産物　*114*

　第6節　むすび　*115*

第5章　病院給食における地場産農産物導入の意義と展開方策… *118*

　第1節　はじめに　*118*

　第2節　石川病院の事例　*119*

　　　1　石川病院の概要と地場産農産物使用の経緯　*119*

　　　2　購入業者選定における制約条件　*119*

　　　3　地場産農産物活用を通じた給食提供部門における専門性の発揮　*120*

　　　4　給食提供部門及び関連部署への波及効果　*120*

　　　5　病院内における給食提供部門のあり方とコスト意識　*122*

　　　6　病院給食における地場産農産物活用の効果と課題　*122*

　第3節　病院給食における地場産農産物導入の意義　*124*

　　　1　地域社会を支える病院　*124*

　　　2　地域社会へ開かれた病院給食　*124*

　第4節　病院給食における地場産農産物導入の方向性　*125*

　　　1　病院給食における地場産農産物導入の全体像と展開方向　*125*

　　　2　病院間における活動の展開方向　*129*

　第5節　むすび　*131*

終章　結　論 …………………………………………………… *136*

　第1節　各章の要約　*136*

　第2節　病院給食における地場産農産物導入の展望 ― 残された課題 ―　*145*

図表目次

図 1-1	入院時食事療養の基本構造	13
図 1-2	地場産農産物を活用するための課題	30
図 1-3	地場産農産物を活用するための課題の解決方法	30
表 2-1	JA佐久浅間の佐久病院向けカット野菜規格表	45
図 2-1	JA佐久浅間の佐久病院への納品経路	46
表 2-2	JA佐久浅間の佐久病院への納品時間	47
表 2-3	病院別の立地条件	53
表 2-4	病院別の業務委託率	54
表 2-5	病院別地場産農産物の使用頻度	55
表 2-6	病院別地場産農産物の購入先	56
表 2-7	病院別地場産農産物使用の経緯	58
表 2-8	病院別地場産農産物使用の目的	59
表 2-9	病院別とくに意識して取り組んでいる活動	60
図 2-2	病院別地場産農産物の使用課題	61
図 2-3	病院別地場産農産物の使用課題の解決方法	62
図 3-1	協同組合固有の価値	72
図 3-2	卸売市場外流通システム	87
図 4-1	給食市場のポジショニング	95
図 4-2	給食の総市場規模推移	96
図 4-3	患者等給食の委託率の推移	97
図 4-4	開設主体別にみる業務委託率	97
図 4-5	病床数別にみる業務委託率	98
表 4-1	委託内容	99
図 4-6	給食運営別にみる業務委託のメリット	99
表 4-2	給食運営別にみる生鮮野菜の最購入先	100
表 4-3	給食運営別にみる生鮮野菜の購入先軒数	100
表 4-4	給食運営別にみる地場産野菜の使用率	101
図 4-7	給食運営別にみる地場産野菜の購入先	102
図 4-8	給食運営別にみる地場産農産物使用経緯	102
表 4-5	給食運営別にみる地場産農産物使用目的	103
表 4-6	給食運営別にみるとくに意識して取り組んでいる活動	104
図 4-9	給食運営別にみる地場産農産物使用課題	105
図 4-10	給食運営別にみる地場産農産物使用課題の解決方法	106
表 4-7	高知病院の食材購入先一覧	109

表 4-8　高知病院の地産地消活動一覧 ·· *109*

図 4-11　かざぐるま市の納品経路 ·· *111*

図 4-12　A 社の食材購入経路 ··· *113*

写真 5-1　市民公開講座の様子① ·· *121*

写真 5-2　市民公開講座の様子② ·· *121*

写真 5-3　市民公開講座にて提供した料理① ·· *121*

写真 5-4　市民公開講座にて提供した料理② ·· *121*

図 5-1　病院給食における地場産農産物活用の展開方策 ·· *126*

図 5-2　病院給食における地産地消の活動の全体像 ·· *128*

図 5-3　病院間での活動展開方向 ·· *130*

序 章

課題と方法

第1節 本研究の課題と背景

　本研究の課題は、病院給食における地場産農産物導入の今日的意義を明らかにするとともに、展開方策を提言することにある。

　近年、地産地消が活発化しており、その代表的な活動として、学校給食における地場産農産物の使用がある。学校給食では、食育推進基本計画の中に、地場産農産物の使用割合の増加という数値目標が掲げられ、政策的な裏付けがなされている。また、地場産農産物の使用に留まらず、「生きる教材」として教育的観点からの有用性が示されている[1]。しかしながら、活動の促進条件を多く持つ学校給食においても、食育推進基本計画の目標としていた「地場産農産物の使用率を30%以上まで引き上げる」といった具体的数値には達しておらず、第2次計画まで持ち越されたのが現状である。

　また、『平成25年版食料・農業・農村白書』では、地産地消の取組の中で、学校給食とともに老人ホームにおける地場産物の利用が取り上げられ、一部で取組がみられるものの、全国的な取組として発展するまでには至っていない状況であることが報告されている[2]。

　このように、給食分野では、政策的に裏付けのある学校給食においても、その推進は容易ではなく、なおかつ、その他の給食分野においては事例紹介や検討の範囲に留まり、活発な活動展開がなされているとは言い難い。とくに、学校給食と同様に、特定多数の対象者へ栄養管理がなされている食事を1日3回提供している病院給食に関する検討は極めて少ない。学校と病院では、その対象や、給食の目的は異なるものの、食事を提供する場とされる点では共通している。それゆえ、本研究では、これまで活発に議論されてこなかった病院給食を調査の対象

とする。

　ではなぜ給食分野における地産地消の導入が困難であるのか。それは、地産地消の意義と展開を見ていけば明らかである。

　伊東 [5] は地産地消という概念について、次のように整理している[3]。

　まず、農林水産省では、『食料・農業・農村基本計画』の「第2　食料自給率の目標」の中で、地産地消について、「地域の消費者ニーズに即応した農業生産と、生産された農産物を地域で消費しようとする活動を通じて、生産者と消費者を結び付ける」取組として定義している。さらに、蔦谷は、同じく『食料・農業・農村基本計画』の「第3　食料、農業及び農村に関し総合的かつ計画的に講ずべき施策」において、「『生産者と消費者との"顔が見え、話ができる"関係の中で、消費者に地域の農産物や食品を購入する機会を提供することをつうじて、地域の農業と関連産業の活性化を図っていくこと』が地産地消のねらいとされており、ここではこれを地産地消の定義としておきたい」と語っている。また、二木は、「地産地消活動は、一般的に表現すると、わが国のあるべき『高付加価値型の地域循環型環境保全農業』をビジョンとして据えて、そこへ向けた農業者と消費者（子どもを含む）、そして地域内の諸産業との確かな共生関係づくりを、地域の諸条件のなかで確実に推進し、このビジョンへ向けて筋道を拓くという理念をもった活動である」と述べている。さらに、下平尾は、「地産地消というのは地元で生産された産品を住民が積極的に消費することによって生産を刺激し、関連産業を発展させ、地域の資金循環を活発にし、地域を活性化する一つの方法である」と定義している。このような、地産地消の定義を受け、伊東は、農林水産省と蔦谷、さらに二木の定義と、下平尾の定義の根本的な違いを、①地産地消の対象範囲が、前者では農業・農産物に限定しているのに対し、後者では、農業・農産物のみならず、地場産業を含む製造業、商業など対象範囲を広く捉えている点、②下平尾が地産地消を地域経済循環の活性化策として捉えている点とあげながら、下平尾の定義に賛同している。

　以上のように、地産地消の概念における統一はなされておらず、対象範囲や、対象産物、その理念でさえも研究者ごとに統一をみない。ただし、生産者と消費者の交流や、地域内での資金や物資もしくは人の交流という循環を通じて、地域の活性化を図るといった視点は、本活動の本質であると指摘したい。

さらに、これまで地産地消の中心的役割を果たしてきたのは、直売所であった。直売所では、生産者と消費者の交流または、それを通じた農産物の販売が行われ、消費者と生産者の乖離を埋めるとともに、これまで市場には出荷できなかった規格外品や少量生産品目に対応し、農家が農産物販売を通じた現金収入を得られる販路ともなった。このような直売所はまさに地産地消の代表的な場である。

　次に、橋本ら［8］の著書『食と農の経済学〔第2版〕— 現代の食料・農業・農村を考える』からその活動の展開理由[4]をみていこう。

　まず、交通手段や物流機能が未発達な戦前あるいは戦後復興期までの農産物の需給構造は、地産地消が基本的な形態であったとされている。しかし高度経済成長とともに、農村から都市へと人口が集中し、都市における農産物の需要の高まりと、「農業基本法」（1961年）、「野菜生産出荷安定法」（1966年）、「卸売市場法」（1971年）などの制定により単一品目型遠隔大産地の形成と広域大量流通が進展した。このことに加え、農産物輸入の自由化による安価な農産物の輸入が拡大、食品加工業や外食産業の成長は、これらに拍車をかけた。このような高度経済成長期以降における社会環境の変化は、都市住民の生活環境悪化と農村の過疎化を進展させていく。さらに、単一品目遠隔大産地の形成は、地域の食文化と密接に結びついた在来品種や都市近郊農業をはじめとする多品目型の小規模産地の衰退を生んだ。一方で、大消費地への輸送には、エネルギー消費や流通経費の増大、過剰包装などを生み、嗜好性よりも輸送性が重要視されるようになった。さらに、収益性と生産効率を重視した農薬や化学肥料の大量使用は農業者の農薬中毒、環境汚染を引き起こし、消費者の安全性への不信や不安を招いた。また、輸入農産物の増大による自給率低下のみならず、輸入農産物における使用禁止農薬や基準値以上の残留農薬の検出、遺伝子組み換え食品、BSEなどの消費者の輸入農産物に対する不信と不安を招いたとされている。

　このようななかで、消費者の新鮮・安全・安心・本物志向の高まりにより、地元の農業・農産物や食文化を見直す動きが活発化している。一方、産地でも出荷・調整労働や出荷経費を削減できる地元の消費者や実需者への直接販売を重視する生産者が増えているだけでなく、新鮮で安全な農産物を地元の消費者へ供給することによって、やり甲斐や生き甲斐を感じ、地域農業の重要性を理解しても

らいたいと考える生産者も増えている。

　以上のように、活動の展開理由をみてみれば、地産地消は本来、生産者と消費者の乖離を背景に、その解消と、地場産農産物を消費することで、地域農業もしくは地域産業を振興するという活動が基本であろう。とくに、今日では、直売所などが各地に設置される中で、一面的にみれば、消費者が地場産農産物を購入することは、容易になった。

　しかし、本研究が対象とする給食分野においては、病院が食材選択と調理を行い、患者に提供するため、農産物の購入と最終消費者（喫食者）が一致しない。また、個人消費に比べ、地場産農産物を意識的に購入するには、既存の取引先の見直しなど、その購入先を変える、もしくは増やすことが必要な場合もあり容易ではない。すなわち、給食分野における地産地消は、直売所などから個人が地場産農産物を購入するような行動とは、その行動の本質が異なるのである。さらに、病院給食の目的に鑑みれば、それは治療の一環であり、地場産農産物の選択的使用が優先されることは少ない。

　では、本研究が対象とする給食分野において、地産地消を行う意義はどこにあるのかを次に検討していく。

　第1に、二木［9］は、「地産地消活動は、輸入農産物に対する国産農産物の優位性を、消費者のなかで広め深める活動と帰一するものといってよい」と述べた上で、「『食育』等の国民運動は、いわば"お祭り騒ぎ"だけでは、食料自給率向上の効果は少ないといわざるを得ない」とし、地産地消活動は、「やはり地域に根差した『食』と『農』と『健康』と『環境』に関する農業者と消費者（子どもを含む）の啓蒙・啓発・学習・体験等諸活動の積み重ねのなかから培われていくべきもので、新しい生活価値観の形成・共有ということ」としている。

　この指摘の中で注目すべきは、地産地消が国産農産物に対する優位性を高めるという点である。集団給食においては、喫食者へ原材料の表示義務はなく、ともすればコスト面からの安価な輸入農産物やそれに準ずる加工品の使用も多くなる可能性を含んでいる。このような場において、地場産農産物（もしくは、国産農産物）を優位に選択される環境を整備するためには、地産地消の概念を、給食に関わるステイクホルダー全員が共通認識として保有しながら、学習し、活動を継続しつづけることが重要である。

第2に、この地産地消の概念を病院給食に適応する理由として、池上［10］が提唱する「アグロ・メディコ・ポリス」がある。アグロ・メディコ・ポリスとは、「農村の地域キャピタルが医療・保健・福祉と緊密に結びつき、それぞれの間に経済的循環と物的循環が形成される地域社会」を指している。このときの地域キャピタルとは、「農や食はもちろんその対象であるが、『遊び』や『ゆとり』といった『無用のもの』も含んでいる」としている。さらに、池上は「アグロ・メディコ・ポリス」が構想されるべき理由として、「地域社会のみんなが、属性や立場を超えて、安心して生き生きと暮らす（良く生きる）ためには、医療・保健・福祉が地域社会に根ざしていなければならない。さらに、安全な食べ物と健全な環境と生命あふれる世界がその基盤をなすはずである」と論じ、「ここにこそ、農業・農村と医療・保健・福祉が有機的・複合的に結びつくアグロ・メディコ・ポリスの根拠がある。この結びつきを媒介するのが、食（食文化）であり、それぞれの主体を取り結ぶのが地域文化である。」としている。

　このように、地域の医療機関は、人々の健康の維持や疾病の回復に寄与するという機能に加えて、そこにあることで地域の人々が安心して暮らすことができる社会資本といえる。このような場において、地域の農業と病院の農産物を通じた循環は一定の意義があるといえる。

　以上より、本研究では病院給食における地場産農産物導入をめざし、その今日的意義を明らかにするとともに、その展開方策を提言する。なお、この課題への接近方法として、事例分析および全国的な病院給食に対するアンケート調査[5]（以下、ここから、特別に断りのない限り、アンケート調査と略す）を用いた。

　また、本研究では、病院給食における地場産農産物活用は地産地消の取組と同様の意義を持つという視点に立脚しながら論文を展開していく。

第2節　本研究の構成 ― 課題への接近方法 ―

　以上の課題に対して、本研究では5つの章によってアプローチする。

　第1章では、病院給食における一般的特徴を示し、食材購入経路を明らかにした上で、地場産農産物の全国的な使用状況について考察を行う。そのために、まず、給食における関連法規、経営管理上の特徴を、既存の資料、文献より整理

し、その特徴を整序する。次に、病院給食の一般的特徴を有している事例分析を行い、病院給食の運営方法の特徴と納品者に求められる要件を示す。さらに、既存の流通経路を活用しながら地場産農産物を使用する方法について事例分析から考察を行う。また、学校給食における地場産農産物使用の実態を既存の資料、文献から明らかにすることで、学校給食と病院給食における地産地消の推進要因の差異を明らかにし、病院給食における地場産農産物使用の可能性について検討を行う。最後に、全国の病院を対象に行ったアンケート調査の結果から、全国的な地場産農産物使用の動向を把握する。

　第2章では、厚生連病院の地場産農産物使用状況を明確化し、農業協同組合の一員としての病院給食のあり方を示す。

　まず、本章の理論展開の基軸となる池上の提唱する「アグロ・メディコ・ポリス」について、理論的枠組みを示し、病院給食と地域農業の循環についてその特徴を示す。次に、厚生連病院の成り立ちと組織概要について整理しながら、厚生連病院における本活動との関係性を明らかにする。さらに、農村医療を中心に発展してきた大規模厚生連病院と、山間地域にて地域の医療を支える小規模厚生連病院の2事例を取り上げ、前者からは地域農業への貢献方策を、後者からは地場産農産物使用に対する動機づけを醸成する環境について明らかにする。最後に、アンケート調査から全国の厚生連病院における活動の普及率や展開の実態、JAグループとしての影響について考察を行う。以上の検討を通じて病院給食の地場産農産物導入における厚生連病院のあり方を明らかにする。

　第3章では、病院給食における地場産農産物使用にJAが果たす役割と課題を検討する。はじめに、協同組合としてのあり方と地域対応について確認を行う。次に、農産物流通における歴史と役割を概観しながら、地場流通への対応と地産地消の方針をみていく。さらに、JAが、直接病院給食に納品を行う事例から、直販事業のなかでも病院給食に対応する意義を明らかにする。

　第4章では、年々増加する病院給食の業務委託化が、地場産農産物使用に及ぼす影響を明らかにするとともに、業務委託された中での地場産農産物使用の展開方策を示す。

　まず、病院給食にける業務委託化の歴史と市場規模、これからの市場動向について、文献を中心に整理する。次に、アンケート調査から給食の業務委託化が、

地場産農産物の使用に及ぼす影響を整序する。次に、一部委託しながら地場農産物活用を行う病院の事例分析から、地場産農産物導入において重要な要素を明らかにする。さらに、全国の病院・福祉施設を中心に給食業務の委託を行うA社を対象に調査を行い、給食委託会社が保有する食材購入ルートを明らかにするとともに、業務委託環境下における地場産農産物使用に必要な要素を抽出する。

　第5章では、ここまで蓄積してきた知見と新たな事例分析から、病院給食全般における地場産農産物導入の意義と展開方策を示す。

　まず、厚生連病院ではない一般病院の事例を取り上げ、その活動の効果を、部署内、部門間、病院外の視点から考察する。さらに、本事例では、一般病院における地場産農産物活用の課題を整理する。次に、これまでの事例分析にさらに検討を加え、病院給食における地場産農産物の具体的な意義と効果について明らかにする。さらに、病院給食における地場産農産物活用の定義づけを行い、本活動の展開方向を明らかにする。最後に、病院給食において地場産農産物導入が活発化するための普及方向について明らかにする。

注
1）大江［2］、pp.71 ～ 96 を参照。
2）農林水産省［4］pp.246 ～ 248 を参照。
3）伊東［5］pp.7 ～ 10 を参照。
4）橋本ほか［8］pp.49 ～ 51 を参照。
5）アンケート調査の概要は、対象を、全国の厚生連病院（112 病院）と一般病院（316
　　病院）の合計 428 病院とした。なお、一般病院とは、全国的に農村医療を中心として
　　展開する厚生連病院と比較するため、同じく全国に展開する複数の病院グループであ
　　る。調査期間は、2013 年 2 月 1 日～ 2013 年 2 月 28 日。結果、回収数 259（回収率：
　　60.5％）、うち協力不可 4、無効回答 3 のため、252 を解析対象とした。有効回答数 252
　　（有効回答率：58.9％）であった。とくに、厚生連病院の有効回答数は 75（回収率：
　　67.0％）、一般病院では有効回答数は 177（回収率：56.0％）となった。

参考文献
［1］内閣府『食育白書』平成 18 年度版
［2］大江正章『地域の力 ― 食・農・まちづくり』岩波新書、2011
［3］内閣府『食育基本法と食育推進基本計画』http://www8.cao.go.jp/syokuiku/about/plan/

index.html（2013 年 12 月 7 日）

［4］農林水産省『食料・農業・農村白書』平成 25 年版

［5］伊東維年『地産地消と地域活性化』日本評論社、2012

［6］小池恒男、新山陽子、秋津元輝編『キーワードで読みとく現代農業と食料・環境』昭和堂、2011

［7］食料白書編集委員会『2006（平成 18）年度版食料白書「地産地消」の現状と展望 ― 食と農の将来を見据えて ―』農山漁村文化協会、2006

［8］橋本卓爾・大西敏夫・藤田武弘・内藤重之『食と農の経済学〔第 2 版〕― 現代の食料・農業・農村を考える ―』ミネルヴァ書房、2006

［9］二木季男『地産地消と地域再生』家の光協会、2010

［10］池上甲一『農の福祉力　アグロ・メディコ・ポリスの挑戦』農文協、2013

第1章

病院給食における食材調達と地産地消の動向

　本章では、本研究が対象とする病院給食の特徴を示し、地場産農産物使用の全国的動向を明らかにする。具体的には、以下の4点を検討する。

　第1に、給食における関連法規、経営管理上の特徴を、既存の資料、文献より整理し、その特徴を明示する。第2に、前節より明らかとなった病院給食の一般的特徴を有している2事例を取り上げる。まず、広島県府中市にある府中市病院機構府中市民病院（以下、府中市民病院と略す）とその納品先である河面食料品店を取り上げ、病院給食の運営方法の特徴と納品者に求められる要件を示す。次に、香川県厚生農業協同組合連合会屋島総合病院（以下、屋島総合病院と略す）と有限会社丸二青果（以下、丸二青果と略す）の事例を取り上げ、既存の流通経路を活用しながら地場産農産物を使用する方策を明らかにする。第3に、学校給食における地場産農産物使用の実態を含めた地産地消に関する文献を参考に、学校給食と病院給食における成り立ち、制度、地産地消の推進要因の差異を明らかにし、病院給食における地場産農産物使用の可能性について検討を行う。第4に、全国の病院を対象に行ったアンケート調査の結果から、全国的な地場産農産物使用の全体像を把握する。

　以上、4点の検討を通じて、病院給食における給食経営管理の特徴とその食品流通システムを示し、全国的な地場産農産物の使用状況を明らかにする。

第1節　病院における給食経営管理の特徴

1　給食の概念と特定給食施設

　給食とは、給食経営管理用語辞典によると［1］、「特定集団を対象にした栄養管理の実施プロセスにおいて食事を提供すること及び提供する食事」としている。

その特定集団には、学校、事業所、病院、保育所などがある。これらは、外食産業統計調査において、給食主体部門の集団給食に分類されており、飲食店や宿泊施設などといった営業給食とは区別されている。とくに、本研究が対象とする給食施設は特定給食施設とされ、その法的根拠として、健康増進法と健康増進法施行規則がある。

まずは、健康増進法に基づく特定給食施設の特徴をみていく。はじめに、「特定給食施設は、特定かつ多数の者に対して、継続的に食事を提供する施設のうち、栄養管理が必要なものとして、厚生労働省令で定めるもの（第20条）」とされる。次に、「特定給食施設であって特別の栄養管理が必要なものとして厚生労働省令で定めるところにより都道府県知事が指定するものの設置者は、当該給食施設に管理栄養士を置かなければならない。また、適切な栄養管理を行わなければならない（第21条）」「栄養管理実施の強化（第22条）」「それらが行われていない場合の勧告、命令、立ち入り検査の措置（第23条、第24条）」といった内容があげられており、栄養管理の必要性を強く示している。さらに、健康増進法施行規則によると、法第20条第一項の厚生労働省令で定める施設は、「継続的に1回100食以上又は1日250食以上の食事を提供する施設とする（第5条）」と定義づけられている。

また、特定給食の目的は、給食の対象となる限定された喫食者別に設定され、事業所では労働者の健康維持・増進や労働生産性の向上、学校給食では、成長期の児童・生徒に対する身体的発達はもちろん教育の一環とされる。病院給食においては、後に詳しく述べる（本節3項参照）が、各対象に合わせた目的により食事が提供される点が、営業給食とは大きく異なる。

富岡［5］は、このような特定給食施設において、「対象が限定されるがゆえに、食事提供が独占的となり、競争原理が働く余地がなく、一般に給食を行う主導権は給食施設側にあるため、給食を受ける側にたった心遣い、すなわち気持ちよく喜んで食べていただくというサービスの心構えが欠落しがちである」と指摘し、「現在では、これらが給食関係者の努力によって改善されつつある」とも述べている[1]。

以上から、特定給食施設は、健康増進法の下で、特定かつ多数の者を対象に、継続的に、栄養管理が必要なものとして定められ、飲食店などとはその性格が異

なるとともに、いわば特定集団に対する独占的な食事提供であることがその特徴である。

次項では、その給食施設が有する運営上の特徴を考察していく。

2 栄養管理と経営管理から成り立つ給食管理

鈴木 [4] は、給食経営とは、「栄養管理的側面と、経営管理学の理論と手法を適用した経営学的側面から、管理・統治（management and control）すること」としている。

この給食の栄養管理とは、対象者個々人の健康・栄養状態の維持・増進、あるいは疾病からの回復とQOLの向上を目標において実施するものである。このプロセスとして、①対象者の身体の状況、栄養状態のアセスメント、②栄養ケアの計画、③栄養ケアの実施、④モニタリング・チェック、⑤評価であり、これらの活動が給食施設において実施されるよう、業務体系が構築されていることが必要になる。次に、給食の経営管理は、給食施設が企業活動を行う組織体として、経営管理学のマネジメント理論を適用して、効率的に運営することである。その中には、①給食の経営計画、②給食システム計画、③給食の運営経費、④生産管理、⑤給食の経営管理の評価、があげられる[2]。

給食経営は、健康増進法に規定されるように、栄養管理的側面を強く有しながら、なおかつ経営管理を行うという2つの視点から運営されていることがわかる。

このことについて、富岡 [5] は、「給食と企業活動の視点から、給食はサービス業務であるから、特別な営業活動は行わないが、食材料を使用して料理を作り、それを食事として対象者に提供している。このことは、生産と販売を行っていることに当たるので、企業活動を行っていることになる。企業は常に利潤を追求しなければならないが、企業内のサービス部門の場合は、利潤はなくとも、最低限赤字を出さない努力は必要である」と述べている[3]。

以上のように、給食経営は、栄養管理と経営管理という2つの視点を有している。とくに、経営管理は、企業活動と同様、もしくはそれに準じる運営を求められていることがわかる。よって、給食施設の運営は、企業活動により利潤を追求する営業給食とは異なり、栄養管理、経営管理の両者とも充足したものにしな

ければならないという特徴を有しているといえる。

　これまで、給食施設における運営上の特徴を示してきたが、以下では、とくに本研究の対象となる病院給食の目的と特徴について考察していく。

3　病院給食の目的と特徴

　清水 [5] は、病院給食の目的を、「入院している患者に、医療の一環として病態に応じた適切な食事を提供することにより、病気の治療、回復をはかることである」としている。さらに、「患者は過去の生活環境、病状などが異なっており、一律の給食では治療目的を果たしにくく、また、病院生活では活動の低下、食欲が減退する場合も多いため、個人の病状に合わせた適切な栄養量を給与するとともに、生活状況、心理状況をも考慮して、患者の嗜好を尊重した食事を供給することも必要である」と述べている [4]。このように、病院給食における最大の目的は、医療の一環として、患者の回復に寄与するものである。よって、本研究の課題である地場産農産物導入が、この目的達成のために、どのような影響を及ぼすのか検討することは重要な視点であり、第5章にて後述する。

　次に、食材を購入する際に重要となるのは、その費用であり、給食費用を規定しているのは入院時食事療養費である。その基本構造を図1-1に示す。

　この入院時食事療養には、保険医療機関が、厚生労働大臣の定める基準に基づき食事療養を行うことを、地方社会保険事務局長に届け出て受理された場合を入院時食事療養（I）として、それに当てはまらないものを（II）としている [5]。本研究が対象としている病院の多くが入院時食事療養（I）を算定している病院であり [6]、この時、1食につき640円が算定できる [7]。さらに、厚生労働大臣が定める特別食を提供したときは、1食につき76円、食堂における食事療養の場合は1日につき50円を加算できる [8]。この金額がそれぞれ、食事提供における対価として、病院の収入となる。

　尾高 [7] は、この給食にかかる収入の制約を、「食材料予算や調理要員節約的な仕入形態など、食材の選択に影響を及ぼしている」と指摘している。さらに、「病院給食は、治療に影響し、また入院患者の少ない楽しみでもある。よって病院給食の質を維持するために、食材料費やそれを捻出するための入院時食事療養の費用の水準は再評価されてもよいのではないか」と述べている [9]。

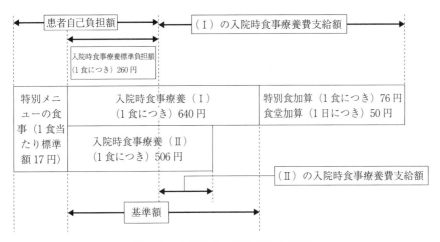

図1-1 入院時食事療養の基本構造

資料：韓順子、大中佳子［6］、p.16
注）特別メニューの食事とは、通常の食事療養費では提供が困難な高価な食材や異なる材料を使用して調理する行事食メニューや、標準メニューではない複数のメニューを選択した場合の選択メニューなど、特別のメニューを提供した場合。

第2節 小売店中心型の食材調達

1 病院給食の食材購入先

　農林水産省が1994年に行った外食産業原材料需要構造調査によると、病院給食における野菜の仕入先は、「スーパー・小売店」(63.1%) が最も多く、「食材卸問屋」(21.5%)、「卸売市場（卸売会社、仲卸を含む)」(15.3%)、「産地等（生産者、農・漁協等)」(0.0%) と続いている。これに尾高も、病院給食における納品者として、集荷・配荷・保管機能および物流機能から小売業者が一般的であることを指摘している[9]。

　では、次項では、これまでみてきた病院給食の特徴を確認しながら、小売店、およびそれと類似した機能を持つ仲卸業者からの購入実態について実際の事例をとりあげ整理していく。

14

2 病院給食における納品者としての小売店

(1) 府中市民病院（旧JA府中総合病院）の概要と食材購入

　広島県府中市にある、府中病院は、1936年に府中町立病院として開設、その後、JA広島厚生連府中総合病院として、地域の医療に貢献してきた。2012年から、地方独立行政法人府中病院機構府中市民病院に組織変更されている。許可病床数は150床（一般100床・療養50床）である。

　給食提供業務を行う栄養科[10]は、調理業務の一部委託を実施しているが、献立などは病院側の管理栄養士が作成している。人員構成は、病院側の管理栄養士3名、栄養士1名と、委託側の栄養士2名、調理師2名、調理員13名からなる。調理方式は、従来からのクックサーブ方式[11]である。平均食数は約345食／日（1回約115食）であり、食材料費は約200円／食（1日約500〜600円）であった。また、調理から提供までの時間的経過としては、朝食は、食数変更締切時間が提供前日の18時、調理開始が5時30分、提供時間が8時となり、昼食は食数変更締切時間が10時30分、調理開始時間は9時、提供時間は12時となり、夕食は食数変更締切時間が16時30分、調理開始時間が15時、提供時間が18時となっている。さらに、患者の病状に合わせた食事提供を行うために、食種は77種類にのぼり、この食種の中で、さらに細かい分類がなされている。

　このように、病院給食は、入院患者に合わせた個別対応に加え、絶えず毎食の食数の管理と変更への対応を迫られている。さらに、当該事例の管理栄養士から聞き取った業務内容として、献立作成に加えて、栄養指導業務、NST[12]を含めた病棟業務を行っており、その活動範囲は多岐にわたっている。病院給食においては、前述したとおり、栄養管理的側面と経営管理的側面があることが特徴であったが、両者を現実に管理運営していくことはかなりの作業量となる。業務委託することを除けば、一般的にこれらの両者を行うことが、病院管理栄養士の業務であり、食材料の管理にかけることができる時間は限られている。このことは、新たな購入経路の検討など地場産農産物活用の際の課題となる可能性も含んでいる。

　次に、食材の購入先を見ていく。府中市民病院は、野菜や乾物、小麦粉などを地元の小売店である河面食料品店から購入しており、その他に地域のスーパーマーケット、地元農家から野菜を購入している。

まず、河面食料品店から食材を購入する理由として、次の3点を挙げている。第1に、急な注文に対して、即時の対応が可能であること。第2に、グラム単位の正確な納品が可能なこと。第3に、価格が安い、鮮度がよい、旬の食材があるといった情報を提供してくれることである。河面食料品店は、日曜日を除く毎日、当日に使用する食材を病院に納品していることも特徴的である。次に、スーパーマーケットからの購入は、河面食料品店からの購入と並行して行っている。これは、欠品リスクの分散をはかるためである。最後に、地元からの農産物購入として、1999年から専業のネギ農家1軒から青ネギの仕入れを行っている。購入価格は、約500円／kgの契約で、基本的には価格の変化はなく、2～3日に1回の購入頻度である。

(2) 河面食料品店の概要と食材納品の特徴

河面食料品店は[13]、広島県府中市の商店街にて野菜、果物、加工食品などを販売している。構成員は社長、店長を務める後継者、家族、古くからの従業員の6人である。河面食料品店の農産物仕入先は、①JA福山市府中青果市場、②地方卸売市場にある仲卸業者、および③農家であった。

主な販売先は、店頭での消費者への販売、病院、老人福祉施設、保育所、養護学校、個人料理店などであり、最近では、学校給食センターへの納品も開始した。

府中市民病院との取引関係は、1936年に町立病院として開設された当初から続いており、長い期間をかけて信頼関係を構築している。納品食品は、野菜、果物、乾物などであり、日曜日以外は毎日、店長か従業員が納品を行っている。また、納品の数量に関しては、グラム単位の調整が必要なものには、可能な限り調整するという対応を行っている。また、受注商品の欠品については、数日前に注文を受け取るため、欠品することは少ないが、もし欠品が発生した場合は、病院に連絡し、代わりの食材を用意するなどの対応を行っていた。病院の管理栄養士との関わりは、定期的な話し合いなどは行っていないが、納品予定の商品の価格高騰や、旬の農産物などの情報がある場合には、その情報を納品時に伝えるようにしていた。

(3) 病院給食における食材料購入の特徴と納品者の要件

本事例から病院給食における食材料購入の特徴と納品者の要件をみていく。病院給食は、1日3食かつ各患者の病状にあったものを提供しなければならないが、その購入先管理を行う管理栄養士は給食管理と栄養指導などの多様な業務を担っている。このような中で、小売店からの購入は、野菜や果物はもちろん、小麦粉、片栗粉、缶詰、調味料なども同時に購入が可能であり、取引先を絞り込むことで、検収時間の短縮、発注の煩雑さの減少などが可能となる。このことより、病院給食における食材の調達先として、集荷機能と分荷機能に加え、臨機応変な配達機能を持つ地域の小売店が選択されてきたことがわかる。

3 病院給食の納品者としての仲卸業者と地産地消

(1) 屋島総合病院における地産地消の概要

前項では、病院給食における納品者として、小売店が選択されてきた理由を、事例検討を通じて明らかにしてきたが、本項では、小売店と同様に、集荷・分荷・配達機能を有する市場内の仲卸業者を取り上げ、既存の流通経路を利用した地場産農産物活用について検討する。

まず、地産地消を行う屋島総合病院は、1948年に設立され、高松市東部地区の医療を担う病院として発展してきた。給食部門を担う栄養科の概要[14]は、人員構成が管理栄養士3名、常勤調理師5名、パート調理師5名に、調理員パート3名である。給食運営方法は直営であり、従来からのクックサーブによる食事提供を行っている。平均食数は約567食／日（1回約189食）、食材料費は約252円／食（1日約756円）であった。

屋島総合病院では、2010年6月より病院経営側の働きかけを契機に、香川県産農産物の優先的な購入が開始された。購入先は、本取組のために新たにJA香川県が紹介した高松市中央卸売市場内の仲卸業者である有限会社丸二青果である。活動内容は、給食への県内産農産物の常用と、地産地消の日を設け意識的に県内産農産物を使用するとともに、病棟へ掲示する献立表に活動を記載し、患者へ周知することである。

ここでは、屋島総合病院の具体的な県内産農産物の選択的購入の実態をみていく。

第1章 病院給食における食材調達と地産地消の動向 17

まず、当該事例の青果物の購入先は、活動開始以前は、単価契約にて小売店1軒のみから仕入を行ってきたが、現在は丸二青果と、以前から単価契約を行う小売店の2軒である。県内産農産物の購入については、JA香川県の生産時期を記したカレンダーをもとに、丸二青果に発注している。丸二青果は、病院の活動を理解しているため、県内産農産物を納品しており、欠品がある場合には連絡がある。また、その場合にも、市場から他県産を調達し、納品している。ただし、この時に課題となるのは価格である。これまで屋島総合病院は、単価契約による青果物の購入を行っており、これによって価格変動による食材料費の変動リスクを抑制してきた。しかしながら、丸二青果からの購入は時価での納品であり、丸二青果からの県内産農産物の購入価格が上昇してきた場合は、担当者が小売店からの購入へと変更している。

このような取組について、当該病院の担当者は、以下の点を指摘している。まず、丸二青果からの購入品目の増加については、県内産の農産物について、さらに使用数量や品目の増加を検討すべきだと感じるが、日常業務の中で発注時間のみに多くの時間を割くことは困難であること。次に、地元のJAとの具体的な連携はできておらず、旬の情報などを通じた連携ができれば理想的だが、お互い日常業務をこなす中で、その実現には至っていないことをあげていた。一方で、県内産農産物を使用することで、患者からは、野菜がおいしいという評価や、鮮度の高さを感じていた。

(2) 地場産農産物納品者としての仲卸業者

屋島総合病院へ県内産農産物を納品する丸二青果は[15]、1967年高松市中央卸売市場が設立されたと同時に、青果物販売を目的として創業し、92年に有限会社化した。その主な販売先は、スーパーマーケット、小売店、病院、老人ホーム、ホテル、飲食店などである。販売金額としては、スーパーマーケットが多くを占めるが、屋島総合病院を含めた4つの総合病院へ納品を行っていることは特徴的である。その構成員は、創業者である社長と家族である取締役3名に、従業員を3名雇用している。主な仕入先は、同市場内の卸売業者である高松青果株式会社と大一青果株式会社であり、一部促成野菜のみ大阪中央卸売市場にある仲卸業者から購入している。

屋島総合病院との取引について、その特徴は開始の経緯にある。2010年4月

頃、厚生連病院で地産地消を実施したいとの要望から、香川県青果連から卸売業者である高松青果へ依頼があり、仲卸である丸二青果がこの納品を引き受けることになった。この依頼以前から、500以上の病床を持つ病院へ20年以上納品していたため、納品に対する抵抗はなかった。これより、JA香川県の農産物は市場を介して卸売業者から仲卸業者、病院という従来の市場流通を介した納品形態となった。

(3) 厚生連病院における地場産農産物活用と仲卸業者

屋島総合病院は、JAグループの一員であることから、経営側からの県内産農産物使用方針が出されたことで、とくに優先的な購入が開始されている。この厚生連病院に関しては、次章について詳しい検討を行うが、その納品先として、小売店と同様に集荷・分荷・配達機能を有する仲卸業者が選定されたことは、既存の流通システムにおいても使用方針を明確にすることで、地場産農産物が使用可能であることを示唆している。とくに、市場内にある仲卸業者の場合は、県内産がない場合、他産地の農産物を購入するという調達機能を有しており、欠品リスクの低減につながる。このような、既存の市場流通システムを活用した選択的な地場産農産物活用は、地場産農産物導入において、比較的容易な購入経路であるといえよう。一方で、厚生連病院とJAの具体的な連携については第3章にて述べるが、その関係構築については今後、注視すべきであろう。

第3節　学校給食における地産地消

1　歴史的変遷

前節まで、病院給食における食材調達の実際の事例をみてきたが、本項では、その使用率の増加には課題を抱えるものの、地産地消の政策的推進の一つである学校給食について検討を行い、そこから病院給食における地場産農産物導入のための方策を検討していきたい。

はじめに、学校給食における歴史的変遷をみていく。

まず、わが国における学校給食の始まりは、1889年山形県鶴岡私立忠愛小学校で、貧困家庭の児童を対象に実施されたことであった。その後、太平洋戦争以前の学校給食は、23年から26年に児童の栄養改善のための方法が推奨されるな

ど、一部の児童を対象に行われていたが、本格的な実施は第二次世界大戦後となる。

戦後、1946年12月にGHQより給食用物資の贈呈式が永田町小学校で行われ、同時期に、文部・厚生・農林三省次官通達において「学校給食実施の普及奨励について」が発され、戦後の学校給食の方針が出された。翌年1月からはララ物資を受け、全国都市の児童約300万人に対し週2回の温食給食（副食のみ）が始められた。このとき、文部省に代わって学校給食用物資の安定的集荷・供給を行うため同年4月に財団法人日本学校衛生会学校給食事業部が発足した。この部署は、50年4月に財団法人日本学校給食会に業務移管している。また、48年12月文部省体育局長通達「学校給食用物資の取り扱いについて」により各都道府県に物資の受け入れ体制について指示が出された。これがその後の都道府県学校給食会の前身である。

次に、49年10月ユニセフ（国際連合児童基金）から脱脂粉乳の寄贈によりミルク給食が開始される。さらに翌年からはガリオア基金により8大都市の小学校児童に、パン、ミルク、おかずの完全給食が実施される。このように全国的に完全給食が広がり始めた一方で、51年には、サンフランシスコ講和条約調印に伴ってガリオア資金が打ち切られ、給食実施校が著しく減少した。このため、国庫補助金による学校給食の継続が強く要望され、52年には小麦粉の半額国庫補助金が開始された。さらに日本学校給食会が脱脂粉乳の輸入業務を始めた。

54年6月には、「学校給食法」が成立し、これにより実施体制が整った。翌年8月には同法が公布され、10月には特殊法人日本学校給食会が発足している。さらに、56年には「米国余剰農産物に関する日米協定等」が調印され、アメリカからの小麦粉、脱脂粉乳の贈与が開始された。

ここまで戦前、戦後と児童の栄養改善を目的として実施されてきた学校給食だが、58年新学習指導要領の中で、学校給食が「学校行事」の中に位置づけられ、69年にはその改訂により、学校給食が「特別活動における学級指導」となった。このころから教育の一環としての学校給食の歴史が始まったといえる。

このように学校給食が教育的視点を持ち始めた50年代であったが、60年代に入ると、その普及率はやや伸び悩み、制度そのものの再検討が行われるようになった。この中で、61年に文部省は学校給食制度調査会を設け、学校給食の完

全実施を図るべきであり、共同調理場（センター）方式が最も合理的であるという指針を示した。これを受け、64年には学校給食共同調理場の施設設備費、学校栄養職員の設置費について補助制度が設けられた。

1970年には保健体育審議会から文部大臣に対して「学校給食の改善方策について」答申がなされ、食事内容の充実向上、給食実務の合理化、物資需給体制の強化が取り上げられた。これは、統一献立、共同購入、共同調理の推進と、物資のコールドチェーン化と大型冷蔵庫の設置を促すとともに、加工食品や冷凍食品の使用増加につながった。

また、64年には「学校給食牛乳供給事業の実施について」により脱脂粉乳から牛乳へと切り替えられ、76年には学校給食施行規則の改正により米飯給食が開始された。この頃より、これまでの脱脂粉乳や小麦粉の給食から、わが国の農業を視野に入れた給食が始まった。

その後、学校給食の主たる動きは、業務運営の合理化に主眼が置かれ、共同調理場方式への転換、非常勤職員の雇用、民間委託が進んでいく。

近年では、児童の食生活の乱れなどが注目を集め、食育の必要性が高まった。これを受け、2005年4月から栄養教諭制度が開始され、同年6月には食育基本法が公布、翌年3月には食育推進基本計画が策定された。さらに、08年には学校給食法の改正、13年には第二次食育推進基本計画が出されている。

以上のように、学校給食の特徴として、使用する給食食材はもちろん、その運営に関して国の政策が大きく反映してきたことがわかる。学校給食においても、その合理化路線は病院給食と同様であるが、教育的側面は強く認識されており、給食提供における食材購入に関しても教育的配慮がなされていることが病院とは異なる。

2 給食の実施状況

文部科学省が実施した調査によると2010年の学校給食の実施率は、小学校は99.2％、中学校は85.4％であり、うち完全給食は小学校98.1％、中学校76.9％となっている。また、調理方式別の完全給食実施状況は、単独調理場方式が43.1％、共同調理場方式が54.8％、その他調理方式2.1％となっている。また、外部委託状況については、運搬の40.7％が最も多く委託化されており、調理が

31.1％、食器洗浄が 29.3％と続いている。さらに、その給食費は、小学校（中学年）で月額 4,136 円、中学校で 4,707 円となっている。

ほとんどの小学校で完全給食が実施されているが、調理業務等の委託化に関しては 3 割であり、直営で行う学校が多いことがわかる。

3 食材調達経路

学校給食における食材調達は、自治体や学校ごとに独自の仕組みがあるとされるが、先行研究より示された主な調達先を見ていく。

尾高は、「地場産以外の国産野菜の調達のための生産・流通システムについて、調理場は基本的に卸売市場に出荷されたものを納入業者経由で調達するシステムとなっている」とした上で、この理由を、「価格の乱高下や地場産に比べると鮮度が低いことはあっても、卸売市場に出荷されたもののうち指定の規格を調達しているために基本的には規格の問題はなく、数量確保の確実性は高いため」としている[16]。

さらに、学校給食における食材購入の流通経路は、①財団法人学校給食研究改善協会から都道府県学校給食会および市町村（学校給食会）を経由するルート、②都道府県学校給食会および市町村（学校給食会）を経由するルート、③市町村（学校給食会）を経由するルート、④業者から各学校や共同調理場が直接購入するルートの 4 つに大別される。かつて、①や②においては、国の助成による米、小麦粉、脱脂粉乳、輸入牛肉と、それらを原料として製造された製品等の指定物資および加工食品等の承認物資の使用、都道府県学校給食会による指定物資、承認物資のほかに、調味料、缶詰め製品、乾物類、冷凍食品などを取り扱いがみられた[17]。

片岡は、このような食材供給について、「調理方式の大規模化・合理化と相まって、保護者負担を抑えた安定的で均質化された学校給食の供給に寄与する一方で、地域農業との関係を希薄化させた[18]」と述べている点には注目すべきである。

しかしながら、国が政策的に構築してきたルート（①と②）が減少する中で、市町村ごとでまとまって全物資あるいは一部物資の共同購入を実施するところが増えており、地域や学校の実情に応じた食材が学校給食に利用されるようになっ

てきている。そのような中で、都道府県学校給食会でも、地域の特産物を活用して学校給食用物資を開発するなどの取組がみられるようになっている[17]。これは、優遇措置の廃止とともに、食育基本法の制定などから、学校給食自体が食に関する指導の媒体として、教育的意味を強めてきたことを表している。

4 地場産農産物の使用状況

農林水産省が2012年に報告した調査によれば、公立小学校、給食センター、共同調理場において、地場産物を利用した割合は、「ほぼ毎日利用」が49.2%であり、「積極的に利用することはない」「無回答」を除く、利用率は96.1%となっている。また、同じく農林水産省が05年に公表した農林水産統計では、小・中学校の給食での地場産農産物の使用状況は、「恒常的に使用している」が76.6%となっており、品目別にみると野菜は87.9%であった。さらに、農畜産業振興機構による05年の報告では、学校給食における地場産農産物の利用状況として、「利用している」と回答した割合は94.2%であり、うち野菜に関しては、「通年」が44.4%、「季節的」が55.6%となっている。

以上のように、いずれの調査からも、学校給食における地場産農産物の使用率は高い傾向がみられる。次に、品目ベースの割合について検討していく。

2005年の食育基本法公布をうけ、翌年には食育推進基本計画が開始された。この中で、学校給食においては、「学校給食における地場産物を使用する割合の増加」が掲げられ、2010年度までに30%以上をめざすとして活動が展開されている。この数値目標こそが品目ベースの使用率である。その実態[19]は、活動開始以前の2004年度が21.2%、開始時の2006年度が22.4%、そして2012年度で25.1%であった。このように、その目標値には達せず、引き続き2015年度までの延長が決まっている。

以上のように、使用率と品目ベースの使用率では、その捉え方は異なり、一概に学校給食では地場産農産物の使用率が高いとは判断できない。品目ベースの使用率も、活動開始当初よりは微増しており、活動の一定の成果であると評価できるが、一方で使用品目を増加させることは容易でないことも指摘できる。

5　地場産農産物の購入経路

　農林水産省が2012年に実施した調査によれば、地場産物の納入業者は「生産者・生産者グループ」32.6%、「農協・漁協」14.4%、「流通業者（市場・八百屋等）」37.5%、「直売所」3.4%となっている。

　さらに、05年の農林水産統計においては、地場農産物の仕入先として、「学校給食会」47.2%、「農協・JA全農等」43.2%、「一般小売店」39.0%、「農家（生産者団体含む）」38.7%があげられた。

　また、同じく05年の農畜産業振興機構の報告では、地場産農産物の中でも、地場産野菜のみで購入先をみていくと、「流通業者」36.9%、「生産者」23.8%、「農協」22.0%、「直売所」7.8%、「学校給食会」6.3%となっていた。

　このように、地場産農産物の購入先は、市場を経由した小売業者が40%近くを占めている一方で、生産者や農協といった購入経路があることが指摘される。とくに、学校給食における地場産農産物の購入には、生産者や農協が積極的に関わる事例が報告されている[20]。

6　地場産農産物使用の課題

　学校給食における地場産農産物使用の課題をみていく。

　まず、農林水産省が12年に実施した調査から、全国的な動向をみていくと、地場産物の利用を拡大するための課題として、「必要数量の確保」の51.3%が最も多く、「必要品目の確保」が32.3%、「品質の均質化」が28.9%、「価格の低下」が20.7%、「関係者の相互理解の促進」が19.0%となっている。

　この「数量の確保」「品目の確保」「品質の均質化」については、内藤らが行った人口5万人以上都市および東京都区部の教育員会を対象に実施したアンケート調査でも類似した結果が報告されている[21]。

　新澤らは、石川県金沢市を事例にあげ、地場農産物学校給食利用拡大検討会において、その問題点は、数量、価格、時期であるとしている。とくに時期については、年間で献立立案を行うために、出荷時期が明確に予定できない農産物は使用が困難であるとしている[22]。

　また、農畜産業振興機構の調査からは、地場農産物を利用していない理由として「連携できる組織がない」としており、このことについては、前述した内藤ら

24

の調査においても同様の結果が指摘されている[23]。

　さらに、中村らは、学校栄養士を対象としたアンケート調査から、規格やサイズ、単価の上昇、安定供給への不安をあげた上で、「栄養士の地場産農産物に関する知識や情報不足」「栄養士に地元のネットワークがない」という課題をあげている。これは、数年に一度転勤があるがゆえに、農家や農産物の情報に接する機会がないことが原因だと指摘している[24]。

　このように、学校給食における地場産農産物使用の課題には、「必要数量の確保」「必要品目の確保」「価格に対する不安」が大きいことが指摘される。その他に、栄養士のネットワークの不足など、使用環境が整わない原因として実需側の課題もあげられていることがわかる。

7　コーディネーターの必要性

　前項で指摘された「連携できる組織がない」といった課題に対して、先行研究では、コーディネーターの必要性があげられている。

　中村らは、農業関係者の9割以上は、地場産給食を推進するのは教育委員会や栄養士と考え、これまでの学校給食における先進事例は、栄養士の本来の業務でないことをその「がんばり」に任せてきたからこその成功である、としている。しかしながら、「地産地消は農業政策における課題であり、地場の生産者の掘り起こしと流通の確立は農政の仕事である」と述べている。さらに、「それを利用し、食農教育として、きちんと子どもたちを教育するのが教育行政の仕事である」としている[25]。

　次に、尾高は、農畜産業振興機構と中村らの結果をふまえた上で、「栄養職員が単独で、地場産農産物を調達するための新たな生産・流通システムを構築することは限界があるということであり、システムを構築するためには、栄養職員以外の誰かが調理場と生産者の間の情報のコーディネーターを担う必要がある」としている[26]。

　このように学校給食の先進事例地域においては、学校栄養士の熱心な活動がその取組を牽引してきており、給食提供側の積極性は必要不可欠である。一方で、活動を継続的に行うには、行政等の積極的な取組も重要であるという点は、重要な指摘であり、病院給食においても示唆的である。

8　社会的認知度と活動評価

　学校給食における地産地消の特徴として、社会的認知度の高さと、活動に対する評価の高さがある。

　山田らは、学校給食への地場産食材の利用は、すでに長年の間に形成されていた大量仕入れ・大量調理という「経済合理的」なシステムの改革を迫るものであり、その変換、導入においては地元の生産者、学校給食関係者、すなわち地場食材の提供者と利用者双方の連携が、そして定着過程ではなによりも生徒・父母など関係者全体の合意が必要である、としている。さらに、父母たちは地場食材を学校給食に利用する良い点として「地域のよさを知る」をあげ、現状またはそれ以上に地場食材を給食に取り入れることを望む父母は95.6％に達していることから、その継続拡大が受け入れられていることを報告している[27]。

　次に、中村らは、「学校給食で食習慣を身につけた子どもたちが、食料の消費構造を通して、将来の農業・食関連産業に影響を与えることは必至である」と述べている[28]。

　さらに、尾高は、「地場産の使用割合が低いこと自体よりも、農協を含めた農業生産の現場と、消費者や実需者との距離が大きく離れてしまったことの方が深刻ではないか」としながら、学校給食における地場産農産物使用の取組では、「生産者が実需者である調理場のニーズや消費者である子どもたちの反応を直接受け取り、さらに地域の関係者、とくに調理場と生産側が相互理解を通じてよりよい解決法を見出すという過程に要点がある」と指摘している[29]。

　このような指摘から、学校給食における地場産農産物の使用は、社会的評価が高く、実施側である学校や行政のみが推進するのではなく、消費側（児童・生徒）の保護者からの継続・拡大の意向があることは大きな強みである。さらに、これらの活動が、子どもたちの成長や食料選択にも影響があると認識されることでその重要性も高まる。加えて、農業と食の乖離といった問題解決に対する一つの糸口としてもその活動は評価されていることがわかる。

　以上のように、学校給食において地場産農産産物を使用するという活動は社会的に評価の高い活動であり、それこそが、今日の活動展開の根拠となっていることが明らかとなった。この活動根拠とその効果は、病院給食に欠如している点であり、本研究が明らかにすべき課題である。

第4節　病院給食における全国的な地産地消の動向

1　病院給食における農産物の購入実態

　これまで、病院給食における給食経営管理と食材調達の一般的特徴、学校給食における地産地消の実態をみてきたが、本節では、本研究が調査対象とする病院給食における食材の購入経路と地場産農産物使用の動向を検討していく。

　アンケート調査によれば生鮮野菜の購入先については、取引件数は「2〜3軒」57.0％が最も多く、「1軒」が17.3％、「4〜5軒」が14.9％と続いている。この中で、最も購入金額の多い購入先は、「小売店」の58.0％であり、「業務用食材卸売業者」が14.3％、「卸売市場（仲卸含む）」が11.0％となっている。なお、JAと答えた病院は13病院であり全体の5.3％、全農と答えた病院は1病院の0.4％であった。

　このような購入先との取引年数は、「10年以上」の61.9％が最も多く、「5〜10年未満」が21.1％、「3〜5年未満」が9.3％となり、取引関係は長い傾向がみられた。また、購入先の変更については、「定期的ではないが、見直している」47.0％、「定期的に見直している」が27.1％、「見直してはいない」が25.9％と、7割以上の病院でなんらかの検討を行っていることが示唆された。

　さらに、購入時に重要となる価格の決定（確認）の方法については、「数社に見積もりを依頼し、確認後購入」が47.2％、「時価だが、価格変動が大きい場合などは、知らせてもらうよう購入業者に依頼」が31.2％、「契約取引のため一定期間は固定性」が8.8％であった。複数の業者からの見積もりのためには、複数の購入先が必要であり、購入先件数が2〜3軒であることと整合している。

　購入業者へ要請している内容としては、「新鮮さ」（92.4％）が最も多く、「価格帯」（69.7％）、「産地の明示」（67.3％）の順となっている。

　購入業者へ依頼している中でも、3位となった「産地の明示」であるが、生鮮野菜を購入する際の産地意識としては、「国内産を意識している」が58.8％、「とくに意識していない」が19.2％、「都道府県内産を意識している」が13.2％であった。なお、「市町村内産を意識している」と回答したのは6.0％であり、国内・都道府県内・市町村内産をそれぞれ意識している回答者は7割以上の一方で、

第 1 章　病院給食における食材調達と地産地消の動向　　27

意識していない回答者も 2 割程度いることがわかる。

　産地については、大量調理施設衛生管理マニュアル [30] の中で、検品時に記載することが義務付けられており、納品時には必ず確認するものの、その意識には違いがあることが推測される。

　また、現在の給食食材の中では、生鮮野菜とともに、冷凍野菜やカット野菜が使用されているが、その使用割合を尋ねると、生鮮野菜の使用が「7 割」とするものが 22.2％、「8 割」が 15.1％、「6 割」が 13.5％と、多くの病院で主には生鮮野菜を使用していることがわかる。次に、冷凍野菜の使用割合は、「2 割」が 24.2％、「3 割」が 24.2％、「1 割」が 21.0％となり、カット野菜では、「0 割」が 61.1％、「1 割」が 18.0％、「2 割」と「3 割」がともに 4.1％となっている。生鮮野菜の 7 〜 8 割の購入を補うのは冷凍野菜であり、カット野菜については導入率が低いことがみてとれる。

2　地場産農産物の使用状況とその購入先

　病院給食において地場産農産物の使用状況とその購入先を米・野菜・果物に分類を行い検討する。

　まず、地場産米であるが、その使用頻度は、「ほぼ毎日使用」の 71.6％が最も多く、「まったく使用していない」が 24.7％、「ときどき使用」が 3.7％と続く。その購入先は、「JA」が 37.4％、「小売店」が 23.0％、「業務用食材卸売業者」が 15.3％であった。これより、各地域において県産米の使用率は高く、その購入先として JA、小売店が半数以上を占めることがわかった。米については、貯蔵性も高く、毎日購入する食材ではないため、使用の有無で「毎日使用」もしくは「まったく使用しない」に分類されたことがわかる。

　次に、地場産野菜については、使用頻度は、「ほぼ毎日使用」が 56.3％、「ときどき使用」が 31.3％、「まったく使用していない」が 12.5％となり、購入先は「小売店」が 67.1％、「業務用食材卸売業者」が 14.5％、「卸売業者（仲卸含む）」が 12.3％であった。なお、「JA」は 11.4％、「生産者組織」は 4.4％、「個人農家」は 3.5％、「直売所」は 2.6％、「全農」は 0.9％となっていた。

　地場産野菜に関しては、米と比較しても、恒常的な使用率は低下するが、毎日納品される食材の中で、8 割以上の病院において使用経験があることがわかる。

ただし、その購入先は、JAや生産者とのつながりではなく、既存の流通経路の中からの購入であることが示唆される。

最後に、地場産果物の使用頻度と購入先である。使用頻度は、「ときどき使用」が66.9％、「まったく使用していない」が21.3％、「ほぼ毎日使用」が11.7％、となり、購入先は「小売店」が64.0％、「業務用食材卸売業者」が11.3％、「卸売市場（仲卸含む）」が12.2％であった。

果物について、「ときどき使用」が最も多かった理由として、病院給食において毎食提供されるものではなく、また旬の出回り時期にも大きく左右されるためであろう。ただし、「まったく使用していない」と回答した割合も2割以上みられることは注視すべきである。また、購入先については、地場産野菜と同様の結果が得られており、野菜と果物については同業者から購入していることがわかる。

3　地場産農産物の活用状況と患者の評価

地場産農産物の使用の経緯については、「従来から使用」の38.9％が最も多く、「給食提供部門の意思」が28.1％、「病院グループとしての意向」が12.3％と続く。従来から使用については、その明確な開始理由が把握できないが、使用を継続していることがみてとれる。他方、給食提供部門の意志で開始した病院は全体の約3割程度であり、多いとは言い難い。

次に、使用目的は、「給食の質の向上」が57.0％、「喫食者の満足度の向上」が53.1％といった給食サービスの向上における意見が多くを占めている。他方、農業振興を目的とした意見として「地域農業活性化への貢献」の36.7％、「農業者やJAとの関係強化」の14.5％、「地場産農産物の認知度の向上」の10.6％があげられている。全体から見れば高いとは言い難いが、農業に関心を持つ病院があることは、今後の活動展開における可能性が感じられる。

さらに、とくに意識して取り組んでいる活動として、「地場産農産物を使用し、季節や旬を意識した食事を提供」が65.2％と、「地場産農産物を使用し、郷土食の提供」が33.3％で上位となっている。他方、「とくに意識していない」病院も28.5％で3割近く存在しており、活動は行っていない病院があることも指摘できる。

なお、少数ではあるが、「購入先（JA、生産者、生産者組織など）との交流の場の設置」を行っている病院が6病院（2.9％）あることは、全国的にみれば稀な活動ではあるが、取組の実態があることは特筆すべき点である。

次に、地場産農産物を使用することでの影響をみる。

第1に、使用におけるメリットであるが、「鮮度がよい」（73.1％）、「安心感がある」（54.8％）、「安全性が高い」（37.5％）の順となっており、鮮度の高さを評価していることがわかる。

第2に、患者の評価であるが、「どちらともいえない」（48.3％）、「良い」（42.6％）、「たいへん良い」（9.1％）となっている。「悪い」「たいへん悪い」といった選択肢が0であったことには注目しておかなければならない。

第3に、喫食率であるが、「変化なし」（61.3％）、「良い」（34.8％）、「たいへん良い」（3.9％）であるが、患者の評価と同様に、「悪い」「たいへん悪い」といった選択肢は0であった。

とくに、患者の評価と喫食率においては、患者ではなく病院の管理栄養士の意見ではあるものの、マイナスの評価がないことが最も重要であるといえる。

4　地場産農産物活用に向けた課題とその解決方法

今後、病院給食において地場産農産物を活用するための課題を図1-2に示した。選択肢を示し、1位から5位まで選択を依頼した。この結果、1位から5位に選択された項目をすべて1としてカウントすると、1位「必要数量の不足」（63.6％）、2位「必要品目の不足」（56.6％）、3位「価格が不安定」（45.0％）、4位「欠品リスクの高さ」（40.9％）、5位「収穫時期の不明確さ」（37.6％）となる。

この課題については、本章の第3節6項で、学校給食における使用課題を示したが、必要数量と品目の確保においては、共通の課題であることが指摘される。

また、3位となった「価格が不安定」とともに、6位に「価格が高い」36.0％が上がっており、価格の変動に対する課題を強く感じていることがわかる。価格については、学校給食においても、類似した結果が示されている。

さらに、「どのような地場産農産物があるかわからない」と回答した病院が24.0％あったことから、その認知度の低さは大きな課題であり、給食分野におけ

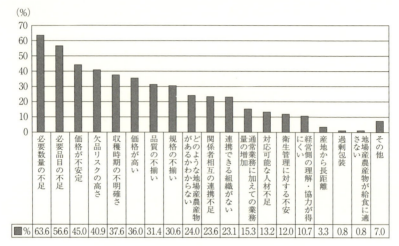

図1-2 地場産農産物を活用するための課題
資料：アンケート調査より筆者作成

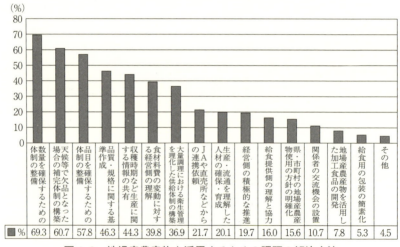

図1-3 地場産農産物を活用するための課題の解決方法
資料：アンケート調査より筆者作成

第1章　病院給食における食材調達と地産地消の動向　*31*

る地場産農産物の広報活動の必要性を示唆している。

　次に、課題の解決方法について図 1-3 に示す。なお、課題の解決方法についても、1 位から 5 位まで選択を依頼し、同様の方法で集計を行った。結果、1 位「数量を確保するための体制の整備」（69.3％）、2 位「天候等で欠品となった場合の補完体制の構築」（60.7％）、3 位「品目を確保するための体制の整備」（57.8％）、4 位「品質・規格に関する基準作成」（46.3％）、5 位「収穫時期など生産に関する情報の共有」（44.3％）となり、使用課題に対する解決として整合性のとれたものとなっている。

　以上から、本節では、本研究が調査対象とする病院給食における地産地消の全国的動向を把握した。

注

 1 ）富岡ほか［5］pp.23 〜 24 を参照。

 2 ）鈴木ほか［4］pp.5 〜 8 を参照。

 3 ）富岡ほか［5］p.39 を参照。

 4 ）富岡ほか［5］pp.242 〜 243 を参照。

 5 ）入院時食事療養（Ⅰ）の算定には、食事療養が管理栄養士・栄養士によって行われ、適時適温での食事提供が行われているなどの基準が存在している。

 6 ）アンケート調査より、94.1％の病院が入院時食事療養（Ⅰ）を算定していた。

 7 ）入院時食事療養（Ⅱ）では、1 食につき、506 円の算定となる。

 8 ）この 640 円の内訳は、図 1-1 に示すように、健康保険からまかなわれる入院時食事療養費支給額と、入院時食事療養標準負担額として患者負担（1 食につき 260 円）を合わせた額となる。なお、特別食加算と食堂加算については、入院時食事療養費支給額からの支給である。

 9 ）尾高［7］pp.123 〜 137 を参照。

10）2012 年 4 月のヒアリング調査を参照。

11）クックサーブとは、食材を加熱調理した後、速やかに提供する方法。

12）NST（nutritional support team）栄養サポートチームとは、患者に対して最適な栄養管理サービスを医師、看護師、薬剤師、管理栄養士、臨床検査技師などの多職種で構成するチームで行うことである。

13）2012 年 5 月のヒアリング調査を参照。

14）2013 年 8 月のヒアリング調査を参照。

15) 2013 年 8 月のヒアリング調査を参照。

16) 尾高 [11] p.15 を参照。

17) 内藤ら [9] pp.23 ～ 26 を参照。

18) 片岡 [12] p.3 を参照。

19) 文部科学省では、平成 24 年度の調査対象期間を、(1) 6 月 11 日～ 15 日 (2) 11 月 12 日～ 16 日とし、完全給食を実施する公立の小学校、中学校、および中等教育学校戦記課程、夜間定時制高等学校のうち、単独調理場方式の学校については 50 校に 1 校の割合で、共同調理場方式については 50 場に 1 場の割合で、各都道府県教育委員会が選定した 458 校（調理場）を対象に調査を実施している。また、内容は各 5 日間の学校給食の献立に使用した食品のうち、当該都道府県で生産、収穫、水揚げされた食材の使用率である。[16] を参照。

20) 農林水産省 [17] に具体的事例が多くあげられている。

21) 内藤ら [9] p.67 を参照。

22) 新澤ら [18] p.238 を参照。

23) 農畜産業振興機構 [15] p.3 と、内藤ら [9] p.67 を参照。

24) 中村ら [19] p.98 を参照。

25) 中村ら [19] pp.102 ～ 103 を参照。

26) 尾高 [11] pp.26 ～ pp27 を参照。

27) 山田ら [20] p.260 を参照。

28) 中村ら [19] p.90 を参照。

29) 尾高 [11] p.110 を参照。

30) 給食施設における衛生管理の要領について示したものであり、給食管理者にとって日常業務の具体的な給食運営上の参考指針となるもの。HACCP の概念を取り入れ、調理過程（原材料の受け入れ段階から提供まで）における重要管理事項を示すとともに、衛生管理体制を確立し、これらの重要管理事項について点検・記録を行い、必要な改善措置を講じる必要があるとしている。

参考文献

[1] 日本給食経営管理学会『給食経営管理用語辞典』第一出版、2011

[2] 時子山ひろみ、荏開津典生『フードシステムの経済学』医歯薬出版、2013

[3] 君羅満、岩井達、松崎政三編著『給食経営管理論 [第 2 版]』建帛社、2007

[4] 鈴木久乃、太田和枝、定司哲夫編著『給食マネジメント論』第一出版、2011

[5] 富岡和夫『給食経営管理実務ガイドブック』同文書院、2012

[6] 韓順子、大中佳子『サクセス管理栄養士講座給食経営管理』第一出版、2012

第 1 章　病院給食における食材調達と地産地消の動向　*33*

［ 7 ］尾高恵美『病院給食における食材調達と地産地消』『農林金融』、64 巻 2 号、2011

［ 8 ］農林水産省経済局統計情報部『外食産業原材料需要構造調査報告』農林統計協会、1996

［ 9 ］内藤重之・佐藤信『学校給食における地産地消と食育効果』筑波書房、2010

［10］文部科学省『学校給食実施状況調査　平成 22 年度調査の概要』http://www.mext. go.jp/b_menu/toukei/chousa05/kyuushoku/kekka/k_detail/1320912.htm（2013 年 12 月 8 日）

［11］尾高恵美『学校給食への地場産野菜供給に関する調査』農林中金総合研究所、2006

［12］片岡美喜「地場産農産物を活用した学校給食の取組と効果に関する一考察 ─ 高知県南国市を事例として ─」『農林業問題研究』第 41 巻第 2 号、2005

［13］農林水産省『学校や老人ホームの給食における地場産物利用拡大に向けた取組手法の構築等に関する調査結果の概要』2012

［14］農林水産省大臣官房統計部『平成 16 年度農産物地産地消等実態調査結果の概要』2005

［15］農畜産業振興機構『学校給食における地産地消に関するアンケート調査結果（概要メモ)』2005

［16］文部科学省『学校給食における地場産物の活用状況』2013

［17］農林水産省『学校給食への地場農産物の利用拡大に向けて（取組事例から学ぶ)』2009

［18］新澤祥恵、中安章、「学校給食における地場産物の利用とその課題」『北陸学院大学短期大学部研究紀要』、第 3 号、pp.231 〜 239、2010

［19］中村修、秋永優子、田中理恵、辻村英高、川口進、「学校給食の地場産自給率に関する研究」『長崎大学総合環境研究』第 6 巻第 1 号pp.89 〜 112、2003

［20］山田浩子、今井健「学校給食での地場食材導入システムの形成条件について：農村地域における自校調理方式の事例より」『農村計画学会誌』第 24 巻第 4 号、pp.254 〜 260、2006

第2章

厚生連病院と地産地消

第1節　はじめに

　本章では、厚生連病院の地場産農産物使用状況を明確化し、農業協同組合の一員としての病院給食のあり方を示す。そのために、病院給食における地場産農産物の使用を、池上［1］の提唱している「農村の地域キャピタルが医療・保健・福祉と緊密に結びつき、それぞれの間に経済的循環と物的循環が形成されている社会である『アグロ・メディコ・ポリス』」を援用し、その検討を進めていく。

　厚生連病院については、第1章において屋島総合病院をとりあげ、JAグループの病院であることを意識した取組が存在することを明らかにした。さらに、尾高［2］によれば、2009年度に84.9％の厚生連病院が地場産野菜を使用していたとの報告がなされており、この他にも厚生連病院に勤務する管理栄養士自身の当該活動における研究報告［3］、新聞報道など［4］［5］、近年、厚生連病院に着目すれば、地場産農産物活用が複数報告されつつある。

　ただし、現在でも、全国的な厚生連病院での活動の普及率や展開の実態、JAグループとしての意向や意識などは不明であるとともに、厚生連病院における給食といえども、経営主体の異なる病院と同様に、食材料費の制約をはじめとする条件は存在している。よって、厚生連病院における地場産農産物の使用の現状から課題を抽出し、その事例を検討していくことは、全国的な取組に敷衍する際の一つの指標ともなりえる。

　そのために、本章では、以下の検討を行っていく。

　第1に、本章の理論展開の基軸となる「アグロ・メディコ・ポリス」について、その理論的枠組みを整理し、病院給食と地域農業との循環について考察を行う。第2に、厚生連病院の成り立ちと組織概要について整序し、厚生連病院のあり

方について検討する。

　さらに、農村医療の中心ともいわれるJA長野厚生連の2病院の事例を取り上げる。そのため、第3には、厚生連病院の中でも、その農村医療活動が多く取り上げられるJA長野厚生連佐久総合病院（以下、佐久病院と略す）において、複数の分院を持ち、地域拠点病院としてセントラルキッチン化を図る一方で、佐久浅間農業協同組合野菜加工センター（以下、加工センターと略す）からの国産カット野菜導入による地域農業活性化への貢献の方策を検討する。第4に、JA長野厚生連新町病院（以下、新町病院と略す）と、Ａ・コープしんまち店（以下、Ａコープと略す）の事例から、山間地域の厚生連病院における長期間の系統利用から地産地消への転換と、その購入動機を醸成する要因を明らかにしていく。第5に、厚生連病院における全国的な地場産農産物使用の実態と特徴を、アンケート調査の結果から検討していく。

第2節　アグロ・メディコ・ポリスと病院給食

1　アグロ・メディコ・ポリスの理論的枠組み

　アグロ・メディコ・ポリスとは、池上が1996年に『持続的農村の形成』において、はじめて提起した。その後、2013年の『農の福祉力』の中で、この概念を「農村の地域キャピタルが、医療、保健、福祉と緊密に結びつき、それぞれの間に経済的循環と、物的循環が形成されている地域社会を指す」としている[1]。このアグロ・メディコ・ポリスとは、3つの領域からなっており、アグロとはagricultureつまり農業、メディコとはmedical careすなわち医療、ポリスとは、古代ギリシャの都市社会polisから、あるまとまった範囲の社会を示している。

　次に、ここでの地域キャピタルとは、実際上役立っていたり商品として使われていたりする地域資源だけでなく、「遊び」あるいは「ゆとり」を含んでいる。つまり、有用価値や利用可能性、あるいは使用価値や交換価値を超えた「無用のもの」こそが、地域資源の価値を発現したりその存在を持続的にしたりするうえで重要なキャピタルと定義されている。この意味から、農や食はいうまでもなく、それが営まれる生活、社会関係と自然空間の全体が地域キャピタルの対象となる。

この地域キャピタル論について、池上は、ソーシャル・キャピタル論や社会的共通資本をあげ、これらは基本的に経済発展あるいは市場価値の増大に奉仕する（少なくともそれを前提とする）「キャピタル」としての性格、すなわちフローの源泉という意味合いが強いといってよい。しかし、そうした把握の方法では、（日本の）農村地域における豊かさとその淵源（背景・基盤）にある地域キャピタルを十分に説明できない。つまり、「そこにあること」の豊かさが見えるような認識枠組みが地域キャピタルである [2)]、としている。

このように、地域キャピタルとは、地域資源を資本に置き換えるのではなく、資本に置き換えることが不可能な存在を地域、とりわけ農村地域における豊かさを理論化している。そのため、アグロ・メディコ・ポリスが形成される場としての健全な農業・農村環境は、必ずしも経済的意味は大きくないか、ほとんど持たない地域キャピタルであるにもかかわらず、それがないと、アグロ・メディコ・ポリスが成り立たないとされているのである。

2 アグロ・メディコ・ポリスの機能

アグロ・メディコ・ポリスを機能面からみていくと、その機能は①医療・保健・介護の側面、②環境的側面、③個人・集団・組織の社会関係と制度に関する側面、④産業的側面の4点に整序される。

まず、①医療・保健・介護の側面においては、その本来の業務に他ならないが、とくに地域内での病院を中心とした医療運動や健康管理があげられる。次に、②環境的側面には、景観や生態系保全があげられるが、アグロ・メディコ・ポリスにおいて、環境的側面が重要なのは、暮らしのウェルビーイングを高めるうえで不可欠の要素であるだけでなく、農村地域キャピタルの淵源になっているからである。さらに、③個人・集団・組織の社会関係と制度に関する側面として、農村文化活動があげられる。農村文化活動自身は精神的充実や生きがいの強化という面で大きな成果をあげるが、どちらかというと私的な性格が強いと理解されがちである。しかしながら、農村文化活動が社会的にも重要なのは人びとの交流・移動が活発になり、そのことによってさまざまなネットワークの結び目が生まれたり、異なった機能・領域の取組を連携させて実践する際に重要なお互いの共通理解あるいは「共通言語」をえたりすることが可能となるためである。最

後に、④産業的側面についてみていく。アグロ・メディコ・ポリスの産業的側面
は、3つの圏域に分けられている。1次圏は病院、医院や診療所といった医療機
関、薬局、医療や看護の教育機関、医療研究所などからなる。2次圏は、介護・
介護関連サービス機関、シルバー・ビレッジ、給食やリネンなどのサービス提供
機関などである。3次圏は食材の供給や配送、病院での直売所運営グループなど
から構成されている。このように、地域に病院があることで、医療の提供やその
ための専門職の養成はもとより、介護施設の充足や、取引業者や近隣の小売店な
どへの波及効果も含めた経済的循環、物的循環がみてとれる。

このアグロ・メディコ・ポリスが構想される理由として池上は、「地域社会の
みんなが属性や立場を超えて、安心して生き生きと暮らす（良く生きる）ために
は、医療、保健、福祉が地域社会に根ざしてしなければならない。さらに、安全
な食べ物と健全な環境と生命あふれる世界がその基盤をなすはずである」と述べ
ている。さらに、「農業・農村と医療・保健・福祉が有機的・複合的に結びつく
アグロ・メディコ・ポリスの根拠」は、そこであるとし、「この結びつきを媒介
するのが、食（食文化）であり、それぞれの主体を取り結ぶのが地域文化であ
る。」としている。

3　病院給食におけるアグロ・メディコ・ポリスからの示唆

これまで、池上の提唱するアグロ・メディコ・ポリスをみてきたが、本研究に
おいて、その理論的枠組みは示唆的である。

第1に、農業・農村と医療における循環の必要性を指摘している点である。
とくに、医療を中心に地域再生を図る「産業（雇用）創出」というのみでなく、
農業にまで視点を広げ、加えて、その地域における経済的循環と物的循環を示し
ており、これは病院給食、とくに、厚生連病院において地域で生産された農産物
を使用することの意義と重複する。

第2に、アグロ・メディコ・ポリスにおいて、健全な農業・農村環境は、必
ずしも経済的意味が大きくないが、それらがなければアグロ・メディコ・ポリス
は成立しないという、前提条件が指摘されている点である。病院給食は、1つの
総合病院においても業務・加工用などと比較すれば、1品目の使用量は多いとは
言い難い。そのため、地場産農産物を使用することでの急激な需要拡大への貢献

度は小さい。しかしながら、地域農業を食材の購入先ととらえ、購入を継続して
いくことは、今ある地域農業を買い支えるという病院から農村への視点と、地域
の病院に農産物を継続的に納品することで、安定的な販売経路の確保と病院給食
の質的向上へ寄与するという意義において農村から病院への視点は重要である。

　第3に、農業・農村と医療・保健・福祉を媒介するものとして食（食文化）を
あげている点である。食とは本来、最も個人的な行動であり、その選択は個々人
に委ねられるべきものである。しかしながら、病院給食とは、それらの個人的選
択行為に制限を加え、なおかつ、治療の一環としての機能を付加している。この
食事に、いわゆる風土や季節を感じることができる地場産農産物を使用すること
は、伝統食材、旬の食材を食べる喜びにつながり、さらに農村すなわち生活の場
や自宅といった普段の生活を患者に意識させ、病院と地域をつなげる役割を食事
が担っているといえよう。

第3節　厚生連病院の成り立ちと組織概要

1　厚生連病院の歴史的変遷

　厚生連病院の成り立ちを、協同組合の思想、歴史、現状などを一冊にまとめた
『新版　協同組合事典』[7] よりみていく。

　わが国の医療制度は、明治の初期、開業医制度を中心に発達したが、自由主義
経済のなかで、医療機関は都市部に集中し、農村では無医村地区が増加し、地域
住民の貧困と相まって医療を求めることが容易ではなかった。このような中、産
業組合による医療利用組合がわが国に初めて誕生したのは、1919 年、島根県鹿
足郡青原村の無限責任青原村信用販売購買利用組合においてであり、医療費軽減
を目的として実費診療所を開設し、医療事業を兼営した。その後、大正末期から
昭和初期までのころに、産業組合による診療所経営は全国各地に広がったが、小
規模な経営組織では、経営的にも不安定であり、有効な事業運営も達成できない
ことから、1928 年に、青森市に 1 市 1 町 21 か村から成る広区域医療組合が設
立され、ここに初めて農民による病院が誕生することとなった。これを契機に、
各地に広区域医療組合が設立された。

　このころまで自主的発展過程にあった医療組合運動も、1937 年の日中戦争に

始まる戦時体制のもとで、41年には全国購買販売組合連合会に統合される。さらに、43年3月の農業団体の再編成にあたり、翌2月には、都道府県農業会の経営に移管されることとなったが、病院、診療所施設は、その後も戦時下における農村の保健衛生は重要であるとして続々と新設され、47年の農業会解散時には169病院、347診療所にのぼった。

　47年の農業会の解散にともなって農業協同組合制度が発足し、翌6月から設立の始まっていた厚生農業協同組合連合会（厚生連）が旧農業会の医療・保健事業を継承することとなった。

　この旧農業会からの医療・保健事業の引継ぎは、旧農業会が保有していた膨大な欠損金の影響を受けることにより、厚生連自身の自己資本の造成が思うようにいかず、病院経営の基本的問題を抱えたままでの運営を迫られた。さらに、時を同じくして48年7月に医療法が制定され、近代的な病院管理運営が推し進められることとなり、施設の設備充実や看護・給食部門の画期的な改善が求められたが、当時の厚生連には、先の理由と、戦後のインフレーションにより、それらが困難な状況であった。さらに、農協組織による経営の役割は終わったとの考えもあり、複数県において県や市町村にその経営を移管、解散するなどの動きもみられた。

　そんな中、51年、厚生連は、日本赤十字社、済生会とともに医療法に基づく公的医療機関の指定を受け、これを契機として、固定資産税や登録税などの免除も実現し、国庫補助金導入の足掛かりができ、さらに53年には、農林漁業資金導入など制度融資の道が開かれた。次に、84年の法人税法の改正により「厚生連の行う医療保健業に係る法人税非課税措置」が85年から実現した。これは、厚生連の全身である産業組合による医療組合運動が農村の医療福祉に貢献した実績、さらに第2次世界大戦後から現在に至る間、公的医療機関としてへき地の医療確保に果たしてきた実績が評価されたといえる。

　また、今後の農協組織における医療保健事業の運営にあたっては、公益の増進に寄与する観点に立ち、地域医療の確保について、つぎのような方策の進展を図ることとしている。①会員農協組合員に対する健康管理活動により積極的な対応を図る。②公的医療機関としての使命の達成と医療の質的向上を図る。③利益計上分は、法定準備金および特別積立金として積み立て、その残余は翌期に繰り

越すよう内部保留に努める。④医療施設の整備にあたっては、別途資本の調達方策を検討し、ひきつづき固定資金の造成に努める。⑤病院施設をもたない厚生連は、公的医療機関として公益増進に寄与する事業を営むに足りる保健施設の整備に努める。

　以上が、厚生連病院の成り立ちから歴史的変遷であるが、厚生連病院は、農村地域における医療確保を目的として、農民の手により設立されてきた歴史的背景がみてとれる。なお、近年では、その役割を公的医療機関として担うことが求められている。

2　厚生連病院の特性

　前項では、厚生連病院における成り立ちと歴史的変遷をみてきたが、次に、現在の厚生連病院の特性を全国厚生農業協同組合連合会の発行する「平成24年厚生連事業の概要」[8]から考察していく。

　厚生連の施設数は病院114、診療所63であり、その他に介護老人保健施設32、訪問看護ステーション104、在宅介護支援センター12などに上る。その特徴的な事業としてへき地巡回診療車や、生活習慣病検診車を多く保有し、さらに、農村検診センターを併設するなど地域保健活動に積極的な点があげられる。

　立地条件として、厚生連の41.7%が人口5万人未満の市町村に立地している。日本赤十字社の17.5%、済生会の12.5%と比較すると、厚生連病院の特徴の一つが明らかとなる。

　また、へき地医療においても、21の病院が拠点病院の指定を受けており、へき地における巡回診療、へき地診療所への医師の派遣等を行っている。

　この他にも、地域住民の健康管理を目的とした検診や、臨床研修指定病院として医師の臨床研修、看護師養成所の設置による看護師の育成から、近年では老人福祉事業も展開しており、農村地域における医療・保健・介護の担い手として機能していることがみてとれる。

3　厚生連病院と農業・農村との関係性

　これまでみてきたように、JAグループの厚生事業を担う厚生連病院は、農村を中心に発展してきており、現在では、公的医療機関としての立場が強く求めら

れている。都市部にも複数の厚生連病院を持つようになった今日においても、いまだ日本赤十字社や済生会といった公的病院に比べ、人口5万人未満の市町村に多く、公的病院の中でも、へき地医療拠点病院の指定を受けている施設が多いことはその特徴であり、農村地域の総合的な医療・福祉・介護の担い手であることは、その存在意義ともいえる。

　そもそも、厚生連病院は、JAグループの一員であり、間接的ではあるが、組合員の出資によって成り立っている。このことから、協同組合の特性としての、組合員の「三位一体性」は無視できない。つまり、患者が組合員であれば、出資者（所有者）であり、事業利用者であり、運営参画者でもある。

　協同組合が組合員に対して有益な活動を行うことは基本であり、このことを前提条件に事業は展開されていくべきである。なおかつ、今日の農協には、協同組合としての共益性（メンバーシップ）に加えて、地域に対する公益性（地域公益性）を持つことが指摘されており[3]、このことは医療機関である厚生連病院においても基本的性格は同じである。よって、厚生連病院は、その事業を通じて、組合員、地域への対応を行うことが求められているのである。

第4節　佐久病院とJA佐久浅間の事例

1　JA長野厚生連の概要

　はじめに、本節と次節において事例を取り上げるJA長野厚生連の概要について整理しておきたい[4]。

　JA長野厚生連の歴史は、1934年の上伊那南部病院組合11村の産業組合による有限責任購買利用組合昭和病院設立許可と、翌年の病院開設から始まる。その後、43年に、長野県農業会が設立され、昭和病院は県農業会に移譲される。44年には、県農業会佐久病院開設（のちに、佐久総合病院と改称）、翌年には県農業会北信病院開設（のちに、北信総合病院と改称）と、次々と病院が設立されてきた。そして、50年に、現在の長野県厚生農業協同組合連合会が発足した。

　施設としては、13年3月31日時点で、主に病院が14（付属病院含む）、病床数は4,217床、診療所が11、訪問看護ステーションが21、介護老人保健施設が10となっている。さらに、この病院の中には、へき地医療拠点病院や、災害拠

点病院、救命救急センターなどが存在し、地域医療、救急医療、へき地医療といった幅広い医療体制を提供している。

また、JA長野厚生連の中でも、佐久病院における地域活動は、特筆すべきものがある。発足当初の佐久病院は、院長、看護婦（当時）、事務員、薬剤師、運転手の7名でスタートしたが、1945年に、赴任した若月俊一医師により、病院の発展が始まった。若月医師は、赴任時の12月から出張診療活動を開始し、農村に自らが出向くことで、潜在疾病や手遅れが多かった患者を診療した。さらに、診療の後には、衛生講話と演劇を行い予防教育に力を入れた。また、コーラス、吹奏楽団などの音楽活動や舞踊など文化活動を通じて地域へ出ていき、地域住民と病院との仲間意識を深めた。このような活動を行うことで、医療と地域、病院と地域を結び付けた。本活動を行うことで、農家の暮らしを観察し、その地域における衛生環境の問題点を抽出し、改善につなげることが可能となった。

さらに若月医師は、1947年に、第一回農村医学研究会を佐久病院で開催し、52年には、日本農村医学会を設立、現在佐久病院には日本農村医学研究所がある。

以上のように、JA長野厚生連は、山間地域を多く包括しており、その歴史から、農村医療や地域医療の発展に大きく貢献してきたことがわかる。さらに、この佐久総合病院は、池上［1］の提唱する『アグロ・メディコ・ポリス』の構想の中心としても取り上げられている。

2 佐久病院の概要とセントラルキッチン化

佐久病院は、前節で述べたとおり、1944年に県農業会佐久病院として開設された。佐久病院の所在する長野県佐久市は、長野県下四つの平の一つ佐久平の中央に位置し、四方を浅間山、八ヶ岳、蓼科山、荒船山などの山々に囲まれた高原都市である。当病院の特徴は、地域の拠点病院として、地域医療ネットワークを持つことである。その診療圏は、神奈川県よりやや広いが、人口密度は20分の1というように、広域的で人口密度は低い。とくに南部には多くの過疎地が存在し、医療機関は極端に少ない。このような地域のすべての国保診療所に常勤医師を派遣し、その中核となる分院や付属診療所、老人保健施設、特別養護老人ホーム、訪問看護ステーション、居宅介護支援事業所、地域包括支援センター、宅老

所を運営し、これらを有機的、機能的にネットワークを形成し、地域包括的医療を担っている。病床数は、佐久病院が 821 床、美里分院が 120 床、小海分院が 99 床である。

佐久病院の栄養科 [5] は、管理栄養士 16 名、栄養士 8 名、調理師 5 名、調理員（技術員助手）37 名からなる。給食運営を直営（ただし、分院は委託化）で行っており、平均食数は約 1620 食／日（1 回約 540 食）、調理方法はクックサーブにて、食事を提供している。

佐久病院は、2013 年度に基幹医療センター開設をはじめとした、病院の再構築を図っている。栄養科における大きな変化として、セントラルキッチン化がある。セントラルキッチンでは、佐久病院のみでなく分院と地域への治療食の宅配を含めて、その提供可能食数は 3,000 食となることが計画されている。

セントラルキッチン稼働後も、業務委託等は行わず、今の人員のままでの運営を行う予定であるが、食材調達においては、その購入先が大きく変化した。それは、管内にある JA 佐久浅間からのカット野菜の購入である。このために、栄養科では、2011 年から試験的にカット野菜の使用を開始し、病院で使用する規格に合わせたカット野菜の開発を加工センターと共同で行っている。なお、2013 年 4 月現在では、日曜を除く毎日、キャベツ、人参、白菜、タマネギなどといった品目が納品されている。

また、それ以外の生鮮野菜については、病院の給食提供開始時から取引のある仲卸業者から購入している。

3 多様な地場産農産物の活用と今後の方針

野菜の主な購入先は、前述した仲卸業者と加工センターだが、この他にも、品目ごとに、独自の購入ルートを持っている。まず、肉や米、りんごジュースといった食材は県産のものを、長いも、じゃがいもは旬の時期には地元農家から生産されたものを購入している。とくに、長いもに関しては、低農薬で生産されたものを、農家から直接購入依頼があり使用を開始した。また、食事と同時に提供するお茶は、静岡の農家から無農薬栽培で作られたものを購入している。これも農家からの働きかけと、農村医学研究所職員のすすめにより実現したものであり、茶農家は病院祭にも参加するなど、実際の交流もある。価格はやや高い

が、注文すると病院用にお茶を作ってくれ、その取引関係は10年以上継続している。この他にも、静岡の農家から、無農薬のみかんやレモンを購入している。

このような食材購入に関して、活動開始理由を当時の栄養科担当者に聞いた。その結果は、以下の通りである。

担当者は給食の食材に使われる輸入品の実態を確認するため、病院の農村医学研究所の職員や他県の管理栄養士たちと横浜の港を見学した。その際に、輸入野菜の鮮度や表示について疑問を持ち、患者には安全なものを提供したいと感じた。このことを契機に、地域産、県内産、国産という優先順位で使用するという意識を強く持ち、地産地消に限らず、安全な食事を提供したいとの思いから、地元農家やこだわりのある農家との直接的な取引を続けてきた。このような取組に関しては、患者へのアピールなどは行っていないが、食事内容とそれに伴う対応も含め、現在の形を維持してほしいという要望があるため、セントラルキッチンへ移行しても、継続したいと考えている。

4　JA佐久浅間野菜加工開発センターの概要

当病院にカット野菜を納品しているのは、JA佐久浅間の施設である野菜加工開発センターである[6]。加工センターは、ファストフードを中心とした外食産業の発展と、レタスやキャベツなど高原野菜産地農家のニーズを結びつけるために旧小沼農業協同組合が1980年から取り組んだカット野菜試験製造施設に始まる。その後、組合の合併によりJA佐久浅間の施設となった。

主に、大手ファストフードチェーンへのカットレタスの製造販売が97％であり、残りの3％は、佐久病院、給食委託会社、地元宿泊業者、地元青果店への販売となっている。

従業員数は、2工場で85名、うちセンターは24名が勤務しているが、病院用の製造に関する人員の増加は行っていない。

主な主原料の仕入先は、①市場、②JA、③契約産地、④輸入業者である。現在は、欠品リスクも低く、生産履歴も明確なことから、市場からの購入が80～85％（金額ベース）を占めている。

第2章　厚生連病院と地産地消　　*45*

表2-1　JA佐久浅間の佐久病院向けカット野菜規格表

人参

No.	品　名	規　格	備　考
1	輪切り	直径50mm、厚さ10mmくらい	
2	乱切り	25mmくらい、1/4カット後に斜め切り、4g前後	
3	短冊切り	厚さ3mm、幅11mm、長さ45mm	繊維方向に対して平行
4	細短冊	厚さ2mm、幅5mm、長さ45mm	繊維方向に対して平行
5	銀杏切り	1/4カット、厚さ2.5mm	直径20〜25mm
6	千切り1	厚さ1mm、幅2mm、長さ40mm	繊維方向に対して平行
7	千切り2	厚さ3mm、幅4mm、長さ40mm	
8	ダイスカット	10mm角	粗みじん(5mm角)から変更
9	みじん切り	2mm角	
10	15×15乱切り	15mm×15mm	

玉ネギ

No.	品　名	規　格	備　考
1	ダイスカット	10mm角	
2	みじん切り	3mm角	
3	冷凍みじん	3mm角	冷凍保管品
4	1/16カット	25mm×25mm	半割を1/2カット後3〜4等分
5	1/2スライス(直角)	幅5mm、長さ25mm	繊維方向に対して直角
6	スライス(直角)5mm	幅5mm、長さ55mm	繊維方向に対して直角
7	スライス(平行)	幅2mm、長さ55mm	繊維方向に対して平行
8	1/2スライス(平行)	幅5mm、長さ25mm	7番の1/2サイズ
9	スライス(直角)	幅10mm、長さ55mm	
10	むき玉ねぎ		皮むきタマネギ
11	30×30乱切り	30mm×30mm	

大根

No.	品　名	規　格	備　考
1	輪切り	直径65mm、厚さ20mm	
2	乱切り	1/6〜1/8切り後斜めカット、直径20mm	
3	短冊切り	幅16mm、厚さ6mm、長さ50mm	繊維方向に対して平行
4	細短冊	幅5mm、厚さ2mm、長さ50mm	繊維方向に対して平行
5	銀杏切り	直径25mm(中心30mm)、厚さ3mm	繊維方向に対して直角
6	みじん切り	3mm角	
7	30×30乱切り	直径30mm×30mm	
8	半月(40g)	厚さ20mmくらい、重量40g	
9	3×3×40	幅3mm×長さ40mm	

キャベツ

No.	品　名	規　格	備　考
1	20×20角切り	20mm×20mm	
2	40×40角切り	40mm×40mm	
3	粗みじん10×10	10mm角ダイス	
4	細かく3×3	3mm角ダイス	
5	3mm千切り	幅3mm	
6	1mm千切り	幅1mm	
7	10×30短冊切り	10mm×30mm	
8	20×50短冊切り	20mm×50mm	

資料：JA佐久浅間提供資料

5 加工センターと佐久病院との取引関係

　加工センターと佐久病院の取引は、佐久病院のセントラルキッチン化に向けた計画立案段階で、トップダウン方式で決定され、2010年1月に、佐久病院、長野厚生連、JAの3者による打ち合わせ会が実施された。その後、複数回の具体的な打ち合わせを経て、翌年4月にはタマネギの納品を開始した。このタマネギの納品に関しては、主な販路であるファストフードチェーンへ生食用を納品しており、製造ノウハウを持っていたため、その導入は比較的容易であった。その後、人参、大根、レタス、白菜、キャベツ、長ネギと取扱品目も増加している。この取扱品目の増加の背景には、病院の細かな規格に対応する機械導入と、製造室内の改造等の設備投資を行ったことがある。

　加工センターでは、病院のニーズに合わせた規格に野菜をカットしており、その一部を表2-1に示す。規格についての打ち合わせは当初は対面で数回実施したが、現在ではメール、電話を使用し、病院側は要望する規格を実際に加工センターに送り、加工センターはそれをもとにサンプルを作成し、納品商品とともに配送する形をとっている。このような細やかな対応により、病院内で調理師らが調理するのと同様の調理形態を維持できる環境を整えている。

　納品については、当病院では、以前から米や卵をJA佐久浅間組織購買センター（以下、購買センター）から購入しており、その配送ルートと時間を図2-1と表2-2に示すが、日曜日を除く週6回、朝・昼・夕の使用量にそれぞれ小分

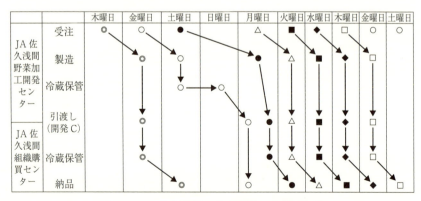

図2-1　JA佐久浅間の佐久病院への納品経路
資料：JA佐久浅間提供資料

表 2-2　JA佐久浅間の佐久病院への納品時間

製造	前週土曜日	月曜日	火曜日	水曜日	木曜日	金曜日	土曜日
製品引渡	月曜日朝	月曜日16：00	火曜日16：00	水曜日16：00	木曜日16：00	金曜日16：00	翌週月曜朝
納品	月曜日9：00	火曜日9：00	水曜日9：00	木曜日9：00	金曜日9：00	土曜日9：00	翌週月曜9：00

資料：JA佐久浅間提供資料

けし、購買センターで一晩保管した後、他の食材とともに翌日病院へ届けられる。病院への納品時間が9時であり、他の配送ルートも存在するため、一晩保管するという納品方法を取っている。

　現在の納品量は約100kg／日であり、平均で月60万円程度の売り上げである。今後、セントラルキッチンが本格稼働すれば、2〜3倍の売り上げになると担当者は見ている。

6　JAとしての役割と課題

　佐久病院は、輸入品は使用せず、可能な限り地域産、県産、国産を使用していく考えであり、加工センターの担当者もそれを強く意識している。しかしながら、それを実践する上では、次のような課題がある。

　第1に、年間を通じた国産野菜の確保である。現在の納品品目は国産で対応可能だが、国産がない場合の検討が必要である。第2に加工センターの安価な野菜の買取価格である。加工センターとして、生産履歴が明確であれば購入先は限定しないが、加工用農産物は、安価であること、規格が統一されていること、歩留まりの高い品質であること、が条件であり、組合員である農家にとっては、加工センターの提示金額は農家の再生産価格より低い場合があり、JAが利益を得る一方、農家の収入が低下するという矛盾が生じる場合もある。このため、地元農家は、市場に出して再生産価格以上で報酬を確保する方が良いのではないかとも考えることになる。第3に、安全性の確保である。あらかじめ予定されていない地場産農産物の使用は、生産履歴や農薬の使用歴などの管理・確認が間に合わず、安全性を確保できない。第4に、加工用農産物に対する生産者の意識である。業務・加工用が一般化されつつある現在においても、生産者の中には、

加工用への農産物の販売は市場出荷の次であるという意識が根強く残っている。第5に、JA佐久浅間の農業の特徴は、大規模な専業農家であり、少量多品目の農家が少なく、加工用となる品目は限られていることである。第6に、特定農家からの購入は困難であることである。JAが特定の農家だけから農産物を購入する事は、立場上難しい。

　以上のように、JAの加工センターであるがゆえの制約も大きいが、地場産や国産を意識して使用したいという厚生連病院の意向に関しては、JAだから要望されており、お互いによりよい取引関係を継続していきたいと担当者は、述べていた。

7　地域拠点病院としての合理化と厚生連病院としてのあり方

　これまで、佐久病院と加工センターにおける事例をみてきた。佐久病院は、前述した通り、厚生連病院の中でも、農村医療の発展に寄与し、長野県という山間部を多く抱える地域で、その医療の中心を担っている。とくに、このような地域において、品目限定的にではあるが、複数の農家や地域農業とつながり、地場産農産物を使用してきたことは特筆すべきである。しかしながら、セントラルキッチン化は、いわば合理化のための手段であり、この導入が、今後、これらの使用に与える影響は注視しなければならない。ただし、病院と加工センターの連携は、厚生連病院ならではの取組であり、協同によるカット野菜の規格開発などは評価すべきものである。加工センター自身もその原材料において、可能な限り国産や地場産を使用したい意向を示しており、全面導入が開始されれば、佐久病院と加工センターの両者に互恵的な関係が構築できる可能性を含んでいる。

　また、この関係におい重要視すべき点として、佐久病院自身が、セントラルキッチン化は合理化であることを念頭に置きながらも、原材料として地場産、国産を優先的に使用する方針を明確にしている点である。この使用方針自体を公表し、宣言していることが、組織としてのあり方を規定し、活動の継続性を担保すると考えられる。

第5節　新町病院とA・コープしんまちの事例

1　新町病院の概要

　JA長野厚生連新町病院は、1962年に上水内郡信州新町（現、長野市信州新町）設立され、2012年には50周年を迎えた。

　信州新町は、長野県北部、長野地域広域圏の中心となる長野市の西に広がる犀峡西山地区のほぼ中央に位置している。町のほぼ中央を北アルプスに源を発する犀川が流れ、その流域にわずかな平坦地がある。ここに町の中心がある他は、突起の多い山間急傾斜地帯であり、山間部のいたるところに大小約120の集落が点在している。

　この西山犀峡地区で唯一の病院として保健、医療、福祉事業を担っているのが、新町病院である。病床数は140床であり、訪問看護ステーションしんまちを開設するなど、総合的な地域医療を担っている。また、リハビリテーションを中心とした回復期病棟を42床と医療療養型病棟を40床実施するなど、地域の高齢化へ対応を図っている。

2　栄養科の概要と食材購入

　新町病院の栄養科[7]は、管理栄養士3名、栄養士2名、調理師2名、パートの調理員4名から構成されている。給食業務は直営で行われており、調理方法は、クックサーブであり、平均食数は約270食／日（1回約90食）である。

　野菜は主にAコープと仲卸業者から購入している。Aコープとは40年以上、卸売業者とは30年以上の購入年数を持ち、長く取引関係を続けている。この背景には、山間地域であり、業者を選定するよりも、納品可能な業者が、この2軒であったと推測できる。とくに、Aコープに関しては、病院から数分の距離に店舗を構えており、野菜以外にも、肉、魚（一部）、米、牛乳、干物、雑貨、調味料（一部）など、かなりの品目を購入しており、系統利用の意識は根強いことが伺える。

　野菜の購入先である2軒の特徴について次にみていく。Aコープからは毎日納品があり、納品数量は0.5kgなどの細かい対応が可能だが、価格の変動が大きい

50

と担当者は感じている。また、仲卸業者は、週1回の納品で、発注数量は10kg
や箱単位であるが、市場内にある仲卸業者であるため、旬の情報提供や価格の変
動は少ない。

　このように、新町病院は、従来型の給食経営であり、その特徴は、長期間にわ
たるコープとの取引関係にみる系統利用である。

3　系統利用から地産地消への転換とその背景

　新町病院では、以前からＡコープとの取引を通じて、県内産の農産物を使用
してきた。その使用を、積極的な活動へと転換したのは、長野厚生連本所業務課
が2010年に実施した「献立からの食材購入状況調査」及び「地産地消と系統利
用についてのアンケート」であった。アンケートに答える中で、栄養科担当者は
県産野菜の使用に対する意識を改めて考えたという。その後、厚生連の理事長か
らも、給食に使用する野菜の産地を調査してみてはどうかという働きかけもあ
り、栄養科担当者が独自で、納品伝票の産地を確認し、毎月の県内産野菜の使用
率を調査した。このデータを基に、使用率の高い野菜を確認し、今後の献立作成
に生かしたいとしている。

　また、これらの調査と並行して、12年は地産地消の日を2回実施した。県内
産野菜については、Ａコープに産地を指定して発注し、患者へは県内産をアピー
ルするためにメッセージカードも食事に添付した。13年には、野菜だけでなく、
他の食材も視野に入れ、すべての行事食に地産地消を実施したいとしている。

　この取組は、病院の13年度事業計画においても、「JAとの連携による地産地
消を推進する」という具体的実施事項が盛り込まれている。さらに、このような
活動は栄養科が食品の安心安全を提供するといった視点から、病院の機能評価を
受ける際にも重要であった。

　担当者の地産地消における取組についての考えは下記のとおりである。

　長野厚生連の病院では、長年地産地消について積極的な活動が行われていると
ころもあり、県厚生連全体としても意識が高く、活動を行う環境が整っている。
また、患者からも、JAの病院だから、新鮮な食材であるだろうという期待も感
じると話す。さらに、担当者は、新町病院が厚生連の病院であることから、山間
地において、地域に必要であると望まれ、地域に支えられ設立されてきたという

経緯を強く感じており、その中で、地場産農産物を使用することは、当たり前のようで難しく、義務のようであり貴重なことだと感謝している、と述べている。そのため、地産地消を行うことで少しでも地域に貢献したい、としていた。

その一方で、ほかの病院では納品者との連携会議などの活動も聞くが、今のところそのような活動が行えておらず、連携不足ではないかとも感じていた。

このように、新町病院においては、Ａコープからの系統利用に加えて、栄養科の担当者が意識的な活動を始めたことがわかる。この活動への転換要因は次のように整理される。

第1に、同じ厚生連病院において、積極的な取組を行っていた先行事例があることから、活動に対する意識が高かった。第2に、担当者自身が、厚生連病院という成り立ちを理解した上で、当該活動を行うことが、必要であると感じていた。第3に、経営陣である理事長や院長に、活動に対する理解があった。第4に、同地域に、Ａコープという野菜のみならず多くの県内産の食材を複合的に購入できる環境があった。これらの要因を背景に、当病院では地産地消が推進できる環境が整えられていた。

4　食材納品者としてのＡ・コープしんまち店

Ａ・コープしんまち店は、1965年12月に開店し、現在の店舗は2000年10月から営業を行っている[8]。なお、店舗開設時から新町病院と取引している。主な業務内容は、①店頭販売、②個別宅配（個人からの電話注文や買い物客の購入品の宅配）、③学校給食への納品、④料理店への納品、⑤病院給食への納品、⑥お買いものバスの運行である。このお買いものバスは、信州新町管内に送迎バスを走らせ、これにより店舗での買い物や併設するJA店舗にて金融の利用を推進している。

取り扱う商品の仕入れルートは次の3点である。はじめに、青果物の90％以上が、株式会社アグリフレッシュ便からの購入である。このアグリフレッシュ便は、青果物に関しては、長野・松本・諏訪・飯田の4か所に拠点があり、ここの市場を介して県内産農産物を中心に納品されてくる。次に、農家の直接持ち込みである。店舗内には、生産者直売コーナーが設置されており、農家が直接店舗に持ち込み、売れた商品代金のみをJAの金融事業を利用して農家に振り込む仕

組みを導入している。登録農家は101人、年間の出荷者は70 ～ 80人程度である。さらに、営農センターからの直接仕入れとして、市場に出荷できなかった規格外品などを依頼がある場合は店舗販売している。

Aコープでは、病院への納品は新町病院のみであり、納品商品に関しては、原則、アグリフレッシュ便から仕入れたものを納めている。ただし、山菜など、市場流通で欠品が発生する場合は、農家に問い合わせることもある。

納品は、毎日2回、肉は午前9時に、それ以外の食材は9時半ごろ配達している。また、急な注文へもその都度対応し、食材の加工も、野菜であればkg単位の調整も店舗内で行っている。

Aコープの店長は、新町病院が地産地消の日などの活動を行っていることは、知らなかったが、仕入先を聞かれれば店の評判にもなるとしている。さらに、長野県A・コープの基本理念（店舗コンセプト）として「ふだんの暮らしをより豊かに支え、地元産、県産、国産にこだわった農畜産物を中心に、『新鮮・安全・健康・環境』に配慮した商品を、心のこもったサービスで提供するJAコミュニケーションマーケット」とし、野菜に関しては、2006年4月1日より「生鮮野菜　県産優先・国産こだわり宣言」を行い、地元産・県産を中心とした品ぞろえに努めることを宣言した。このようなコンセプトの中で、同じJAグループである新町病院のことは意識しており、患者には県内産を食べてもらいたいと思っている。また、野菜のみでなく、肉など、地産地消にこだわったすべての食材を納品できることは強みである、と述べている。

5　厚生連病院とA・コープから見る地域内循環

新町病院とAコープの関係性からは、中山間地域における協同組合の存在意義と、経済的循環、物的循環がみてとれる。新町病院は、高齢化していく農村地域において、地区では唯一の総合的な医療機関として機能している。しかしながら、その経営状況は、2005年より悪化しており、院長自身がその原因を、「少子高齢化にともなう地域の著しい人口減少」「新医師臨床研修制度後の医師不足」「医療制度改正に伴う診療報酬の引き下げ」としており[9]、地域医療を支える病院においても、その継続性は必ずしも保証されているわけではない。ただし、このような状況においても、地域に求められる医療を提供することは、厚生連病院

の存在価値の一つともいえる。また、Ａコープにおいても、その業務内容には、店舗販売に加えて、学校給食や、病院給食といった公的機関への配達、地域への配達、近年その取組が注目されている買い物弱者と呼ばれる人々への対応も古くから行っており、地域のライフラインといえる。

　当院は、Ａコープから食材を購入することで、Ａコープの売り上げに貢献し、Ａコープは、県内産の野菜のみならず多くの食材を病院の要望に沿ったかたちで納品することで病院給食の地産地消理念に貢献する。このようにして経済的循環と物的循環が実現されている。

　さらに、注目すべき点として、病院担当者の地域貢献への強い意識があげられる。この動機づけとなったのは、①外部環境として、同地域の複数の厚生連病院が類似した活動を行っており、その活動を行うことは厚生連病院として重要な活動であるという認識があったこと、②内部環境として経営者の積極的な推進ということがあげられた。

第6節　全国の厚生連病院における地場産農産物使用の実態

1　厚生連病院における給食運営の特徴

　アンケート調査の結果から、厚生連病院と一般病院を比較することで、厚生連病院の特徴を見ていく。

　厚生連病院の成り立ちについては前述したが、アンケート調査の結果からも、

表 2-3　病院別の立地条件

	市街地	郊　外（住宅地）	農業地域	沿岸地域	山間地域	その他	合　計
厚生連病院	28	13	21	4	9	0	75
	37.3	17.3	28.0	5.3	12.0	0	100
一般病院	76	59	9	16	13	3	176
	43.2	33.5	5.1	9.1	7.4	1.7	100
合　計	104	72	30	20	22	3	251
	41.4	28.7	12.0	8.0	8.8	1.2	100

資料：アンケート調査より筆者作成
注）上段：回答数（単数回答）下段：％

表 2-4　病院別の業務委託率

	直　営	全面委託	一部委託	合　計
厚生連病院	42	19	13	74
	56.8	25.7	17.6	100
一般病院	20	36	121	177
	11.3	20.3	68.4	100
合　計	62	55	134	251
	24.7	21.9	53.4	100

資料：アンケート調査より筆者作成
注）上段：回答数（単数回答）下段：％

　厚生連病院と一般病院において立地の違いはみられている。全体集計にて最も多かった項目は市街地（41.4％）であり、次いで、郊外（住宅地）（28.7％）農業地域（12.0％）であった。この内訳をみていくと、厚生連病院、一般病院ともに最も多いのは市街地であるが、2番目に多いのが、厚生連病院では「農業地域」（28.0％）となり、一般病院では「郊外（住宅地）」（33.5％）となり、有意な差（p＝0.0000）が見られた。よって、厚生連病院と一般病院には明らかな立地の差がみられる。

　次に、給食運営方法については、全体では、「一部委託」（53.4％）が最も多く、「直営」（24.7％）、「全面委託」（21.9％）となっているが、病院別にみていくと、厚生連病院では「直営」（56.8％）が、一般病院は「一部委託」（68.4％）が最も多くなっている。また、一般病院においては、一部委託が半数以上を占めており、全面委託（20.3％）を含めると88.7％が委託を行っている。本項目についても有意な差（p＝0.0000）が見られており、近年、給食運営の委託化が進展する中で、厚生連病院において、直営での運営の割合が高いことは、注目すべきことといえる。なお、この業務委託については第4章にて、詳しく述べる。

　さらに、提供食数については、最も多いのが「100〜199食」（30.1％）と「200〜299食」（30.1％）で、ついで「300〜399食」（20.8％）となっている。このとき、厚生連病院では「100〜199食」（43.3％）、一般病院では「200〜299食」（32.2％）が最も多くなっているが、統計的に有意な差はみられない。

第2章　厚生連病院と地産地消　*55*

2　厚生連病院での地場産農産物の使用状況と購入先

　地場産農産物を米・野菜・果物に分類し、その使用状況（表2-5）と購入先（表2-6）をみる。

　まず、地場産米について、厚生連病院では、全体の使用率（ほぼ毎日使用と、ときどき使用の合計）が97.3%、うち「ほぼ毎日使用」と回答した割合は95.9%、一般病院では、65.6%と60.9%であった。この項目は、病院間で有意

表2-5　病院別地場産農産物の使用頻度

地場産米の使用頻度				
	ほぼ毎日使用	ときどき使用	まったく使用していない	合　計
厚生連病院	71	1	2	74
	95.9	1.4	2.7	100
一般病院	103	8	58	169
	60.9	4.7	34.3	100
合　計	174	9	60	243
	71.6	3.7	24.7	100
地場産野菜の使用頻度				
	ほぼ毎日使用	ときどき使用	まったく使用していない	合　計
厚生連病院	39	31	5	75
	52.0	41.3	6.7	100
一般病院	96	44	25	165
	58.2	26.7	15.2	100
合　計	135	75	30	240
	56.3	31.3	12.5	100
地場産果物の使用頻度				
	ほぼ毎日使用	ときどき使用	まったく使用していない	合　計
厚生連病院	8	54	13	75
	10.7	72.0	17.3	100
一般病院	20	106	38	164
	12.2	64.6	23.2	100
合　計	28	160	51	239
	11.7	66.9	21.3	100

資料：アンケート調査より筆者作成
注）上段：回答数（単数回答）下段：%

表2-6 病院別地場産農産物の購入先

地場産米の購入先

	小売店	JA	全農	個人農家	直売所	生産者組織	会社給食委託	業務用食材卸売業者	卸売市場（仲卸含む）	その他	購入先なし	合計
厚生連病院	7 9.3	64 85.3	5 6.7	—	1 1.3	1 1.3	2 2.7	—	1 1.3	—	—	75 100
一般病院	44 29.9	19 12.9	7 4.8	3 2.0	10 6.8	6 4.1	16 10.9	34 23.1	7 4.8	10 6.8	6 4.1	147 100
合　計	51 23.0	83 37.4	12 5.4	3 1.4	11 5.0	7 3.2	18 8.1	34 15.3	8 3.6	10 4.5	6 2.7	222 100

地場産野菜の購入先

	小売店	JA	全農	個人農家	直売所	生産者組織	会社給食委託	業務用食材卸売業者	卸売市場（仲卸含む）	その他	購入先なし	合計
厚生連病院	43 60.6	22 31.0	2 2.8	7 9.9	5 7.0	8 11.3	4 5.6	7 9.9	7 9.9	2 2.8	—	71 100
一般病院	110 70.1	4 2.5	—	1 0.6	1 0.6	2 1.3	16 10.2	26 16.6	21 13.4	—	3 1.9	157 100
合　計	153 67.1	26 11.4	2 0.9	8 3.5	6 2.6	10 4.4	20 8.8	33 14.5	28 12.3	2 0.9	3 1.3	288 100

地場産果物の購入先

	小売店	JA	全農	個人農家	直売所	生産者組織	会社給食委託	業務用食材卸売業者	卸売市場（仲卸含む）	その他	購入先なし	合計
厚生連病院	39 57.4	19 27.9	1 1.5	6 8.8	2 2.9	3 4.4	3 4.4	5 7.4	6 8.8	1 1.5	1 1.5	68 100
一般病院	103 66.9	3 1.9	—	—	—	1 0.6	16 10.4	20 13.0	21 13.6	2 1.3	5 3.2	154 100
合　計	142 64.0	22 9.9	1 0.5	6 2.7	2 0.9	4 1.8	19 8.6	25 11.3	27 12.2	3 1.4	6 2.7	222 100

資料：アンケート調査より筆者作成
注）上段：回答数（複数回答）下段：％

な差がみられており（P = 0.0000）、ほとんどの厚生連病院において、地場産米を使用していることがわかる。また、注目すべき点として、一般病院においては、34.3％の病院が「まったく使用していない」と回答していた。このことは、一般病院の中でも、地場産米の使用に関して差があることが推測される。

　さらに、その購入先において注目すべきは、厚生連病院の85.3％が「JA」から仕入れており、一般病院では地場産米の購入先が、「小売店」が29.9％、「業

第2章　厚生連病院と地産地消　57

務用食材卸売業者」が23.1％、「JA」が12.9％となっている点である。多くの
厚生連病院においてJAとの取引があることを示す一方で、一般病院においては、
その購入先が分散している。

　次いで、地場産野菜に関しては、厚生連病院の93.3％が地場産野菜を使用し
ており、うち「ほぼ毎日使用」と回答した割合は52.0％、一般病院では、84.9％
と58.2％となり、病院間で有意な差（p = 0.0322）がみられた。この項目につ
いて残差分析を行ったところ、厚生連病院において「ときどき使用」する割合が
多く（期待値23に対し、実数31）、一般病院においては有意に低かった（期待
値51に対し、実数44）。

　このことより、「ほぼ毎日使用」することに対して病院間には差はみられない
が、「ときどき使用」する病院は、厚生連病院の方が多いことがわかる。

　また、地場産野菜の使用割合については、地場産米の使用とはやや異なる傾向
がみられる。これは、保存性の高い米は、「ほぼ毎日使用」もしくは、「まったく
使用しない」に大別されるが、保存性が低く、毎日購入する必要のある野菜に関
しては、使用率は高い一方で、毎日使用するとした場合は、その割合が低下す
る。これは、地場産野菜を毎日使用することにはなんらかの課題があることを示
唆している。

　地場産野菜の購入先については、厚生連病院の60.6％が「小売店」から仕入
れており、次いで「JA」が31.0％、「生産者組織」が11.3％となる。一方、一般
病院では、70.1％が「小売店」からの仕入れであり、「業務用食材卸売業者」が
16.6％、「卸売市場（仲卸含む）」が13.4％と続く。このように、どちらの病院
においても、小売店からの購入が半数以上を占めるが、厚生連病院においては、
JAや生産者組織といった農業者との関係がみられ、一般病院では、卸売業者等
からの購入が特徴的である。とくに、「JA」「全農」「個人農家」「直売所」「生産
者組織」といった農業者や農業に関連する項目に関しては、厚生連病院では44
病院存在したが、一般病院では8病院となっていた。地場産米に比べてその使
用割合は少ないものの、厚生連病院においては、JAや農業者との関係がみられ
ることが推察された。

　最後に、地場産果物に関しては、厚生連病院における、全体の使用率は
82.7％、うち「ほぼ毎日使用」と回答した割合は10.7％、一般病院では、76.8％

と 12.2％であった。果物は、米や野菜と異なり、毎日提供するかは不確かであり、さらに、旬や地域性も大きく影響するため、「ときどき使用」するという選択肢に着目した。「ときどき使用する」と回答した病院は、全体が 66.9％、厚生連病院で 72.0％、一般病院で 64.6％、となった。病院間で有意な差はみられず、全国的にみても多くの病院が、旬の時期には使用していることが推察された。

　地場産果物の購入先は、厚生連病院の 57.4％が「小売店」から仕入れており、続いて「JA」の 27.9％、「個人農家」と「卸売市場（仲卸含む）」が同数で 8.8％となっている。一般病院では 66.9％が「小売店」から仕入れており、「卸売市場（仲卸含む）」の 13.6％、「業務用食材卸売業者」の 13.0％が続く。このように、両病院でも野菜と同様の傾向がみられ、野菜と果物は、同様の購入先から仕入れている場合が推測される。なお、一般病院においては、野菜よりさらに顕著に「JA」「全農」「個人農家」「直売所」「生産者組織」といった農業者や農業に関連する項目を選択する病院が少ない点には、注目すべきである。

3　JA グループを意識した地場産農産物使用と活動展開

　地場産農産物の使用の経緯について、厚生連病院では、36.4％が「病院グループとしての意向」をあげており、「従来から使用」の 24.2％、「給食部門の意思」の 21.2％が続く。一般病院では、46.0％が「従来から使用」を最も多く選択しており、「給食部門の意思」の 31.4％、「その他」の 16.1％が続く。このように、

表 2-7　病院別地場産農産物使用の経緯

	従来から使用	給食提供部門の意思	病院グループとしての意向	病院経営者の意向	JA からの働きかけ	個人農家からの働きかけ	県・市町村からの働きかけ	その他	合計
厚生連病院	16	14	24	8	2	1	―	1	66
	24.2	21.2	36.4	12.1	3.0	1.5	―	1.5	100.0
一般病院	63	43	1	7	1	―	―	22	137
	46.0	31.4	0.7	5.1	0.7	―	―	16.1	100.0
合計	79	57	25	15	3	1	―	23	203
	38.9	28.1	12.3	7.4	1.5	0.5	―	11.3	100.0

資料：アンケート調査より筆者作成
注）上段：回答数（単数回答）下段：％

表2-8　病院別地場産農産物使用の目的

	給食の質の向上	喫食者の満足度の向上	地域農業活性化への貢献	食材料費の抑制	農業者やJAとの関係強化	地場産農産物の認知度の向上	給食業務の新たな取組	給食サービスの差別化	環境負荷軽減	病院の認知度の向上	その他	合計
厚生連病院	40	32	34	12	30	8	8	4	—	4	1	70
	57.1	45.7	48.6	17.1	42.9	11.4	11.4	5.7	—	5.7	1.4	100.0
一般病院	78	78	42	41	—	14	9	6	8	2	17	137
	56.9	56.9	30.7	29.9	—	10.2	6.6	4.4	5.8	1.5	12.4	100.0
合　計	118	110	76	53	30	22	17	10	8	6	18	207
	57.0	53.1	36.7	25.6	14.5	10.6	8.2	4.8	3.9	2.9	8.7	100.0

資料：アンケート調査より筆者作成
注）上段：回答数（複数回答）下段：％

　地場産農産物の使用について、厚生連病院では、「病院グループとしての意向」を強く意識していることがわかり、JAグループの一員であることの影響が示唆される。

　なお、使用の経緯として「県・市町村からの働きかけ」はなく、学校給食における政策的推進と比べると、その取組がなされてこなかったことがうかがえる。また、「JAからの働きかけ」も少数であり、JAの積極的な姿勢も見受けられない。この2点に関しては、病院給食における地場産農産物使用における連携先不足や、推進体制の不足を示唆しており、今後の課題といえよう。

　地場産農産物使用の目的については、病院間で、「給食の質の向上」が最も多いことには変化はみられなかったが、「地域農業活性化への貢献」や「農業者やJAとの関係強化」といった選択肢に対して、厚生連病院では、48.6％と42.9％の病院が選択しており、一般病院の30.7％と0％に比べて、より地域農業を意識していることが推察された。

　とくに意識して取り組んでいる活動としては、どちらの病院においても「地場産農産物を使用し、季節や旬を意識した食事を提供」（厚生連病院で77.5％、一般病院で58.8％）が最も多いが、その割合は厚生連病院の方が高いことがわかる。さらに、厚生連病院では、「地場産農産物を給食に常に使用」が32.4％、「地場産農産物に関する情報を記したカードなどを食事に添える」が32.4％と、日常の使用や具体的活動を意識していた。一般病院では、「地場産農産物を使用し、

表2-9 病院別とくに意識して取り組んでいる活動

	地場産農産物を使用し、季節や旬を意識した食事を提供	地場産農産物を使用し、郷土食の提供	とくに意識していない	地場産農産物を給食に常に使用	地場産農産物に関する情報を記したカードなどを食事に添える	食堂や病棟に地場産農産物に関する情報を掲示	地場産農産物の使用状況などを広報誌などに掲載	院内で地場産農産物に関するイベントを企画。開催	購入先（JA、生産者、生産者組織など）との交流の場の設置	院内で日常的に地場産農産物もしくはその加工品などを販売	院内で臨時的に地場産農産物もしくはその加工品などを販売	その他	合計
厚生連病院	55	18	9	23	23	16	12	5	6	5	3	1	71
	77.5	25.4	12.7	32.4	32.4	22.5	16.9	7.0	8.5	7.0	4.2	1.4	100.0
一般病院	80	51	50	25	18	7	6	8	—	—	1	1	136
	58.8	37.5	36.8	18.4	13.2	5.1	4.4	5.9	—	—	0.7	0.7	100.0
合　計	135	69	59	48	41	23	18	13	6	5	4	2	207
	65.2	33.3	28.5	23.2	19.8	11.1	8.7	6.3	2.9	2.4	1.9	1.0	100.0

資料：アンケート調査より筆者作成
注）上段：回答数（複数回答）下段：％

郷土食の提供」が37.5％、「とくに意識していない」が36.8％と上位にあがっており、給食の質を向上するという目的と整合する一方で、意識した取組は行っていないという実態も指摘できる。

　さらに、厚生連病院において特徴的な取組が次の2点である。まず、「カードなどを食事に添える」といった活動とともに、「食堂や病棟に地場産農産物に関する情報を掲示」「地場産農産物の使用状況などを広報誌などに掲載」といった活動を行っている病院も見受けられ、患者への情報の提供を意識していることがわかる。次に、「購入先（JA、生産者、生産者組織など）との交流の場の設置」を6つの厚生連病院で行っている点である。全体の割合からはきわめて少ない活動であるが、このような取組が厚生連病院で行われていることは、一般病院とは異なる。

4　開設主体で異なる地場産農産物活用の課題と解決方法

　地場産農産物使用の課題について、各病院間における検定結果と選択された割合を図2-2に示す。

　病院間で、統計的に有意であった項目は、「関係者相互の連携不足」（P＝

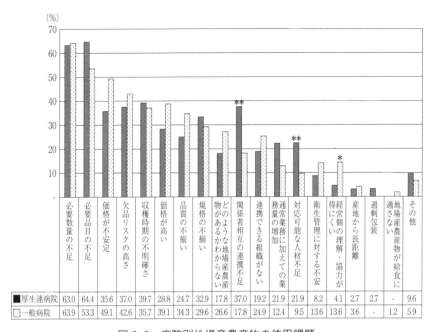

図 2-2　病院別地場産農産物の使用課題
　　　資料：アンケート調査より筆者作成
　　　注）＊＊：1％有意　＊：5％有意

0.0012)、「対応可能な人材不足」(P = 0.0087)、「経営側の理解・協力が得にくい」(P = 0.0285) の3課題であった。

　これらの結果とその選択率から、厚生連病院では、「関係者相互の連携不足」「通常業務に加えての業務量の増加」「対応可能な人材不足」といった、課題を意識している傾向がみられた。一方、一般病院では、「経営側の理解・協力が得にくい」「価格が不安定」「価格が高い」「品質の不揃い」といった課題を意識しする傾向がみられた。

　なお、「どのような地場産農産物があるかわからない」といった課題を厚生連病院で 17.8％、一般病院で 26.6％ の管理栄養士が選択しており、地場産農産物の認知度の低さは注目すべき点である。

　次に、地場産農産物使用課題の解決方法について、各病院間における検定結果と選択された割合を図 2-3 に示す。

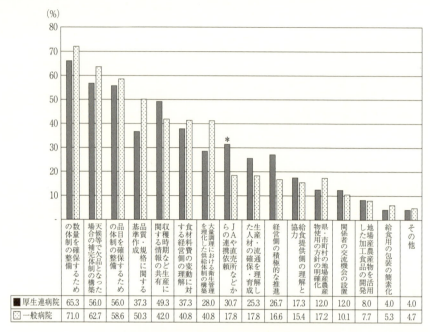

図2-3 病院別地場産農産物の使用課題の解決方法
資料：アンケート調査より筆者作成
注）＊＊：1％有意　＊：5％有意

　病院間で有意な項目は、「JAや直売所などからの連携依頼」（P = 0.0240）の1課題のみであった。この結果と選択率からみれば、厚生連病院では、「JAや直売所などからの連携依頼」「経営側の積極的な推進」「生産・流通を理解した人材の確保・育成」「収穫時期など生産に関する情報の共有」という課題を一般病院に比べ選択しており、地場産農産物の使用を行うことを前提に、その推進環境を整備することを要望していることが示唆された。一方、一般病院では、「品質・規格に関する基準作成」「大量調理における衛生管理を理解した供給体制の構築」を意識している傾向がみられる。これは、地場産農産物に対する品質・規格の不揃いや衛生管理に対する不安を感じていることが推察される。

第2章 厚生連病院と地産地消 63

5 厚生連病院における地場産農産物活用の特徴

(1) 系統利用型の地場産農産物購入

アンケート調査において、厚生連病院における地場産野菜の使用率は、93.3％であり、うちほぼ毎日使用している病院は52.0％であった。尾高［2］より2009年度に84.9％の厚生連病院が地場産の生鮮野菜を使用しており、うち通年使用が60.5％であったことから、ほぼ同様の結果が得られているといえる。

次に、その購入先については、厚生連病院では、小売店が60.6％、系統利用もしくは生産者、およびそれらの組織からが62.0％となっている。一方、一般病院では、小売店が70.1％を占めており、JAグループもしくは生産者組織からの購入は少数である。これらより、厚生連病院における系統利用の実態があるのは明らかである。

(2) 地場産農産物を使用可能な給食運営体制

地場産農産物が使用可能な背景として、厚生連病院の直営率の高さがあげられる。厚生連病院の直営率は56.8％であり、全面委託の25.7％、一部委託の17.6％が続く。一般病院が、直営11.3％、全面委託20.3％、一部委託68.4％であるのと比較すると明らかに異なる傾向である。厚生連病院が系統利用を行える環境として、直営給食の柔軟な対応と、JAグループの病院としての意向が反映しやすい部門運営であることが推察される。

(3) JAグループの一員であることを意識した地場産農産物活用

アンケート調査からわかる厚生連病院の特徴を次に述べていく。

まず、地場産農産物使用の経緯として「病院グループとしての意向」があり、組織的な推進背景が存在していることがわかる。次に、使用の目的として、「地域農業活性化への貢献」や「農業者やJAとの関係強化」を意識している傾向がみられた。さらに、活動内容として、地場産農産物の使用に加え、患者への情報提供を行っていることがあげられた。

これらの特徴に加え、地場産農産物の使用課題である「関係者相互の連携不足」「業務量の増加」「人材不足」が上位になっていること、その解決方法として、「JAや直売所などからの連携依頼」「経営側の積極的な推進」「人材の確保・育成」「生産に関する情報の共有」があげられていることを照らし合わせると、活動を求められている立場であるがゆえに、その課題を強く感じていることが推察され

た。

このように、厚生連病院においては、JAグループとしての立場を意識しながら地場産農産物を使用しており、それが活動内容や使用課題に反映されているといえる。

(4) 病院給食における地場産農産物購入のための環境整備の必要性

本調査の結果から、病院給食が地場産農産物活用の場、いわゆる「地産地消の場」として認知されていないことが指摘される。

その理由として、第1に、病院への「県・市町村からの働きかけ」がまったくなかったことである。学校給食への地場産農産物の積極的な使用推進の一方で、病院給食をその領域とは認識していないようである。

なお、行政における病院給食の地産地消推進策については、2006年10月に、高知県が「第2期高知県地産地消推進プログラム」を公表しており、その取組の4つの分野として、「直売所・直販店」「観光」「食農教育・食育」に加えて、「医療・福祉施設」への新たな展開を視野に入れている。その活動期間は、2008年度までであるが[10]、医療・福祉分野における地域食材の活用について、個々の事例に対応した支援を行うことを高知県として方針づけていた。このような、行政における取組が、アンケート調査の結果からは表れているとは言えないが、今後行政からの働きかけは、地場産農産物を使用するという環境づくりには必須であろう。第2に、同じくJAグループである厚生連病院でさえ「JAからの働きかけ」が少数であったことである。第3に、地場産農産物自体の認知度の低さである。給食を提供する管理栄養士は、使用課題の中で、「どのような地場産農産物があるかわからない」と指摘しており、生産側の広報不足と病院側の地場産農産物活用に対する意識の低さを示している。

今後、JAの積極的な介入と行政による活動の推奨といった環境整備の必要性が指摘される。

6 先進事例としての厚生連病院とその展開方策

厚生連病院における地場産農産物の使用率は93.3%であり、恒常的(ほぼ毎日使用)な使用は、52.0%と半数に上っていた。また、一般病院と比較すると、病院間で「ときどき使用」において有意な差があり、その使用背景や活動にも違

いはみられたが、一般病院であっても恒常的な使用が58.2％となっていた。このことは、前章で述べた学校給食における利用率の49.2％（ほぼ毎日使用）と比較しても、同水準といえる。しかしながら、学校給食においても、品目ベースの使用率には課題があることは、前章で述べたとおりであり、病院においても、本活動が活発とは判断できない。また、アンケート調査では、地場産農産物を都道府県内産に指定したが、使用の意図にかかわらず、県産農産物の使用実態があることも事実であろう。

　今後、病院給食における地場産農産物活用は、意図的に展開されていく必要がある。そのための方策を厚生連病院を中心として段階的に提案する。

　第1に、厚生連病院内での活動の活発化である。厚生連病院間でも活動の積極性には差があるので、まずは先進的な活動を行う病院を中心とした展開が必要である。これらの病院においては、複数の課題を克服することで、現在の活動展開が行われている。この取組を先進事例に厚生連病院、JAなど納品担当者、行政担当者などが協同しながら、個々の厚生連病院に合った環境整備を行うべきである。とくに、複数の厚生連病院の管理栄養士が求めていたJAなどからの病院への関係強化の動きや、それらを促進するような地産地消計画の対象として病院給食を明記すること、活動の認知度を高めるための広報活動、病院と生産・流通のマッチングといった、行政から病院側、生産・流通側への働きかけは、重要な環境整備であると指摘できる。

　第2に、活動自体の認知度の向上である。これには、厚生連病院が中心となった情報発信が必要である。この段階においては、厚生連病院の間でも活動が広く波及していることが必要になる。このような活動が厚生連病院の独自性を表すとともに、活動が社会的に認知されることで、それらが推奨される環境づくりにつながる。

　第3に、一般病院への活動の拡大である。一般病院においては、地場産農産物の使用に対して、欠品リスク、価格の不安定さ、価格の高さなどを不安視しており、その解消と、購入経路の提示が必要である。厚生連病院における先進事例は、その提示例として有用である。

　なお、活動の拡大には、地場産農産物の購入先として、小売店を視野に入れることを提案する。前章でも述べたが、従来から病院給食においては、入退院によ

る食数変化や1日3回の給食提供から、細やか、かつ安定的な供給が必要であるため小売店からの購入が行われてきた。JAと病院との直接的な連携も重要であり、それらについては次章で詳しく述べていくが、JAが病院への個別対応を行えるかは、各JAの販売能力に左右される。よって、既存の小売店が持つノウハウを活用しながら、JA、小売店、病院といった関係者全員が地場産農産物を意識して使用するという合意の下での活動を視野にいれるべきである。これらを行う上でのコーディネーター役として、JAの役割は重要である。

　以上から、厚生連病院が先進事例となり、活動自体の認知度の向上と、それに対する社会的評価の高まりが本取組の活発化に寄与するといえる。

第7節　むすび

　本章では、以下の点を明らかにした。

　第1に、池上の提唱する「アグロ・メディコ・ポリス」を援用し、病院給食と地域農業の関係性を検討した。まず、農業と医療の経済的・物的循環については、農産物と販売金額に置き換えることができる。次に、この「アグロ・メディコ・ポリス」においては、かならずしも経済的意味は大きくないが、農業が存在しなければ、それは成立しないという前提条件がある。病院給食における1回の農産物の使用数量は、業務・加工用などと比較すれば少なくかつ、配達などは煩雑であるが、病院は地域農業を、地域農業は病院を意識しながら、互恵的な関係を構築することは、社会生活の基盤としての農業や食を守ることであり、その意識的な取組自体に意義がある。さらに、農業と医療を結ぶ「食」については、病院給食においては、治療の一環であるとともに、その地域性を表現し、患者の精神的な回復意欲の増進にも寄与するものである。以上のように、病院と農村という重要な資源の有機的なつながりは、両者にとって重要であり、一定の意義を有している。

　第2に、厚生連病院の歴史的変遷と概要について明らかにした。厚生連病院は、農民に望まれて誕生し、農村医療の中心を担ってきた。現在においても、へき地医療や山間地域における公的医療機関としての特性を強く有している。さらに、厚生連病院は、JAグループの一員であり、あくまでもその事業の一部であ

る。このため、三位一体性という特徴を持つ協同組合の厚生事業を担う立場から、地域の公益性に配慮した取組が求められることを明らかにした。

第3に、山間地域に複数の分院を持つ佐久病院と加工センターの事例分析を行った。当該事例からは、地域拠点病院としての機能を求められ、セントラルキッチン導入による衛生的かつ合理的な給食システムの構築と、国産もしくは地場産のカット野菜の導入を通じた地域農業への貢献という2点を、JA加工工場との協同により実現しようとしていた。本取組が、本格導入されれば、佐久病院、加工センターの両者に互恵的な関係が構築できる可能性を含んでいる。さらに、当該事例では、厚生連病院として新施設建設の際に地産地消を宣言しており、これが組織としてのあり方を規定し、活動の継続性を担保すると考えられる。

第4に、山間地域に立地する新町病院とAコープの事例分析を行った。新町病院は、長期間にわたりAコープからの系統利用が行われてきたが、系統利用が、地産地消という活動へ展開した背景として、病院担当者の地域貢献への強い意識があげられた。この動機づけとして、①外部環境として、同地域の複数の厚生連病院が類似した活動を行っており、その活動を行うことは厚生連病院として重要な活動であるという認識があったこと、②内部環境として経営者の積極的な推進があげられた。

第5に、全国的な厚生連病院の地場産農産物活用状況について、アンケート調査を検討した。全国的に、厚生連病院における地場産農産物の常用率は52.0%であった。ただし、この使用率に関しては、使用量や品目については不明であり、高いとは判断できない。しかしながら、厚生連病院においては、一般病院に比べ使用率に関しては、「ときどき使用」についてのみ有意な差があり、さらに使用背景に違いが見られ、使用には病院グループの意向が存在しているとともに、病院の管理栄養士自身も、その活動を求められていることを感じていることが明らかとなった。今後、厚生連病院は、病院給食における地場産農産物導入において、先行事例となることが考えられた。

注
1) 以下でのアグロ・メディコ・ポリスに関する概念については特別に断りのない限り、池上[1] pp.194〜199、pp.230〜249を参照。

2）池上［6］p.7 を参照。

3）北川［9］pp.37 〜 58 を参照。

4）盛岡［10］pp.10 〜 16 を参照。

5）2013 年 5 月のヒアリング調査を参照。

6）2013 年 5 月のヒアリング調査を参照。

7）2013 年 4 月のヒアリング調査を参照。

8）2013 年 4 月のヒアリング調査を参照。

9）新町病院ホームページ［11］を参照。

10）「第 2 期高知県地産地消推進プログラム」では、活動期間が 2006 年から 2008 年度までとされており、現在は、第 2 期高知県産業振興計画に取り込まれている。

参考文献

［1］池上甲一『農の福祉力　アグロ・メディコ・ポリスの挑戦』農文協、2013

［2］尾高恵美「病院給食における食材調達と地産地消」『農林金融』第 64 巻第 2 号、pp.123-137、2011

［3］石井洋子、佐藤作喜子、杵淵香純ほか「「地産地消」における新たな取り組み ― 地元のおいしい野菜を病院給食に ― 」『日本農村医学会雑誌』第 59 巻 4 号、pp.500 〜 503、2010

［4］「厚生連　病院給食に地域の味」『日本農業新聞』2013.11.21 号

［5］「患者の食"直産交流"」『日本農業新聞』2013.11.22 号

［6］池上甲一「地域の豊かさと地域キャピタルを問うことの意味」『農林業問題研究』第 44 巻第 4 号、pp.3 〜 9、2009

［7］協同組合事典編集委員会『新版　協同組合事典』家の光協会、pp.708 〜 711、1986

［8］全国厚生農業協同組合連合会『平成 24 年厚生連事業の概要』2012

［9］小池恒男編著「農協の存在意義と新しい展開方向　他律的改革への決別と新提言」昭和堂、2009

［10］盛岡正博「地域に求められる医療活動 ― JA 長野厚生連の取り組み」『JC 総研レポート』第 17 号、pp.10 〜 16、2011

［11］「新町病院の再構築に向けて」『新町病院ホームページ』
http://shinmachi-hsp.com/reb/2008/10/post_1.html（2013 年 1 月 7 日）

［12］高知県「第 2 期高知県地産地消推進プログラム」2006 年 10 月

［13］高知県「高知の地産地消　心つながる　とれたて高知」2007 年 3 月

［14］高知県「第 2 期高知県産業振興計画」
http://www.pref.kochi.lg.jp/~seisui/keikaku/index.html（2014 年 1 月 2 日）

第3章

農業協同組合における病院給食への対応と課題

第1節　はじめに

　本章では、農業協同組合（以下、JAとする）の病院給食における対応と、課題を明らかにすることを目的とする。

　これまでJAの販売事業は、系統共販による卸売市場への出荷を主としてきた。しかし、近年、生産者による直接販売の増加と、系統共販率の低下が指摘されている。このことから、今後のJAには、出荷・販売面では卸売市場出荷のみでなく、業務・加工用需要への対応や直売などへの取組を積極的に行うことが求められる[1]。そんな中、給食分野におけるJAの役割をみると、学校給食に関してはJAがコーディネーターとなり、地場産農産物を使用している事例が報告されている[2]。このことは、地産地消の推進主体としてのJAのあり方を示すとともに、地域社会に責任をもつ協同組合として、共助・共益の組織から、公益を配慮した組織の一つの活動として捉えることができる。

　さらに、前章までに見てきたとおり、厚生連病院においてAコープやJAカット加工工場との協同が確認されている。よって、本章では、JAの協同組合のあり方を踏まえた上で、病院給食における地場産農産物使用に果たす役割と今後の方向性を検討する。

　この課題への接近方法として、第1に、協同組合としてのJAのあり方と地域対応について確認を行う。第2に、JAの農産物流通における歴史と役割を概観しながら、地場流通への対応と地産地消における方針をみていく。第3に、JAが直接病院との取引を行っているJA静岡厚生連遠州病院（以下、遠州病院と略す）を取り上げ、その納品者としての遠州中央農業協同組合（以下、JA遠州中央と略す）、とぴあ浜松農業協同組合（以下、JAとぴあ浜松と略す）の納品の意

義について考察していく。第5に、JAの食材納品業者として課題と対応について検討を行う。

第2節　農業協同組合の地域対応と地産地消

1995年に改定された協同組合原則［4］では、「協同組合とは何なのか」を、定義・価値・原則の3つの側面から表している。ここでははまず、協同組合の定義として「協同組合は、人々が自主的に結びついた自立の組織であること。また、組合員が共同で保有し民主的に管理する事業体を通じて、組合員共通の経済的・社会的・文化的なニーズに答える組織」であることを確認しておきたい[3]。

さらに、その第七原則である「地域社会への係わり」については、95年の原則改正の際に新しく加えられたものであり、都市への人口集中と農村地域での過疎化、さらには環境破壊が進むなかで、よりよい地域社会づくりに果たす協同組合の役割と協同組合への期待が高まっていることを示している[3]。

このような地域への関与について、北川［5］は、「農協が積極的に地域社会対応を行っていくためには、農を基盤とする協同組合としての農協が、共益性（メンバーシップ）に加えて、地域に対する公益性（地域公益性）の両面を持つ存在であり、だからこそ農協が地域社会対応を展開する価値を有するという認識を、経営トップをはじめとする関係者が持たなければならない」とする一方で、「非営利・非公益な団体である農協が、地域社会対応に全面的に取り組むことに限界があることも事実である」とし、さらに、「共益の団体として基本特性（組合員を対象にした事業や活動）を育みながら、地域社会対応に取り組むことが重要である」と指摘している[4]。また、「農協の事業のベースには、協同組合としての人と人とのつながり、お互いの学びあい、活動と活動、活動と事業との結びつきがなければならないこと、このことが根底にあり、地域を舞台に展開されていくことが重要である」とも述べている[5]。

次に、田代［7］は、「農協がすすむべき現実的な道は、『農』『食』のアイデンティティを軸にした農的地域協同組合（食農協同組合）化の道だろう。それは、食料自給率の向上、農業の多面的機能の充実、地産地消、食育等のアイデンティティに賛成する地域住民を正組合員として組織する、職能に関わりなく農村住民

の誰にも開かれた、その意味での「公共的」な協同組合である」と述べている[6]。

　さらに、石田 [8] は、農協を経済的目的と社会的目的の両者を備えた「社会的経済[7]」の一員としてふるまうべきことを指摘し、「共助・共益の組織ではあるものの公益にも配慮した組織」であることを示している。この条件として、第1に「地域に根ざした協同組合」であること、第2に「地域社会に責任をもつ協同組合」であること、第3に「農を基軸とした協同組合」であること、第1から第3を踏まえて、第4に、「農協固有の価値とは何か」を絶えず考える組織であってほしい、という4点をあげている。とくに、本研究で注目すべき点は、第3の、「農を基軸とした協同組合」という条件である。「農協は、農と農的資源に関する情報とノウハウが豊富にあり、また、農業、農村という活動現場と農業者という高い専門性の備えた人的資源をかかえていることから、それらをうまくコーディネートすることで地域社会において独自の役割を発揮しうる組織だ」と石田は指摘し[8]、「農業振興なくして地域からの信頼を集めることはほとんど不可能である」とも述べている[9]。

　続いて、石田 [8] は、「農業協同組合が取り組むべき地域社会の問題とは、雇用・保健と医療・いのち（をつなぐ食と農）・農地ないし国土の保全・環境・エネルギー・高齢者福祉・次世代対策・障がい者の社会参などではないかとし、これらの問題解決を役職員と組合員が一緒になって取り組むための基礎的条件として、役職員教育と組合員教育があることはいうまでもない」と述べ、このような問題解決は、「組合員参加という手法を取り入れながらアプローチするものであり、協同組合固有の価値とは、組合員・利用者が望んでいて、資本制企業が提供できないが、協同組合が提供できる固有の価値として表すことができる[10]」としている（図3-1）。

　以上のように、協同組合における地域対応は、共助・共益の組織である協同組合において、その事業の範囲内で可能な限りの公益性を発揮することを求められている。とくにJAにおいては、農業・農村に関するノウハウを持つ組織であり、食と農のつながりに配慮した社会的対応が必須である。このようなJAの社会的役割について、JAトップを対象にしたアンケート調査結果[11]をみれば、「地域農業の振興を主とするが地域住民の暮らしの向上も目的とする協同組合」と212JA（約6割）が回答しており、次いで、「農業者の所得確保と地域農業の振

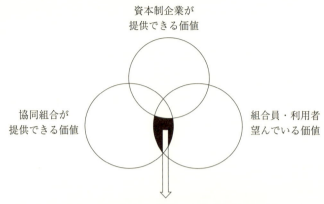

図3-1 協同組合固有の価値
資料：石田［8］p.34

興を主とする協同組合」であると答えたのは100JA（約3割）となっている。JAトップが考えるJAの社会的役割には違いが見られるものの、半数以上が、農業を中心とした地域協同組合の意識を保有していることがわかる。

　なぜ、経営トップの意識が重要かといえば、石田［8］は、「意志力」による農協運動の方向づけを、「地域活動が活発な支店」が、「支店の業績がいい」という増田の研究成果を基に、この両者に影響を与えるものが「組合員力」と「職員力」であるとし、それを生み出すのは経営力（構想力）であると定義づけた[12]。その構想力を生み出す一つの要素として、「役員のたえざる学習」をあげているが、この学習こそが、協同組合における原則の一つである。

　協同組合の基盤が、組合員および役職員の学びあいを持って進められるものだとすれば、今後のJAにおける地域対応には、組合員とともに、そのニーズを満たしながら、地域の協同組合としてのあるべき姿を模索し、事業を展開していくことが求められる。この活動として、序章でも述べた、二木の「地産地消活動は、地域に根差した『食』と『農』と『健康』と『環境』に関する農業者と消費者（子どもを含む）の啓蒙・啓発・学習・体験等諸活動の積み重ねのなかから培われていくべきもので、新しい生活価値観の形成・共有ということ」を改めてみてみれば、まさに農業者と消費者の新たな価値観を創造するための活動として地

第3章　農業協同組合における病院給食への対応と課題　*73*

産地消が提案されるのである。

第3節　農業協同組合の地域内流通への対応と地産地消の方針

1　農協共販の展開と特徴

　本項では、岸上の著書『地域再生と農協　変革期における農協共販の再編』[1] を中心に、農協共販の展開と特徴について青果物を中心に概観していく。

　第1に、戦前と終戦直後の農協の役割と農政についてみる。

　まず、わが国の近代的な協同組合の展開は、1900年に「産業組合法」成立以降のことであった。この法の中では、信用、販売、購買、生産の4事業が認められていたが、その中心は、信用組合づくりであり、販売事業は立ち遅れていた。

　1947年には「農業協同組合法」が制定され、翌年に農協が発足した。このときの中心は、「農業生産力の増進と農民の経済的社会的地位の向上を図り、併せて国民経済の発展を期する」とし、生産過程の共同化を促すものであった。同時に農業政策として、食料増産、自給政策が展開されていった。この時期の主要食料については42年の「食糧管理法」が主となっており、農協はコメ・ムギなどの統制作物を中心とした増産・集荷・供出・配給などの業務をおこなっていた。

　その後、49年の経済統制撤廃（ドッジ・ライン）にともない、1951～52年にかけ、マメ類、イモ類、雑穀、ムギ類について供出後の自由販売が認められると、統制経済の中でコメ・ムギなどの統制作物を一元的に取り扱っていた農協は、集出荷業者（商人資本）との競合関係に陥り、取扱量を減少させた結果、農産物市場における地位を低下させた。ここで、農協は「共販三原則」を基礎に農協共販体制確立運動を推進させたが、一方で当時新興部門であった青果物・肉畜・酪農部門での共販事業の展開は遅れをとることとなった。

　以上から、農協における販売事業の展開は、コメ・ムギといった作目を中心に展開されてきており、青果物に関する展開はかなり遅かったことがわかる。

　第2に、高度成長期からその終焉までの広域・大量流通への農協の対応過程をみる。

　1950年代後半には、重化学工業を中心とする高度経済成長がおこり、1961

年には農業の近代化を図ることを目的として「農業基本法」が制定された。基本法農政では、農工間の所得均衡、作目の選択的拡大、主産地形成、構造改善、自立農家の育成などがかかげられた。この時の農協は、営農団地構想を打ち出すなど主産地形成の担い手としての役割を強める一方で、政府の下請け的性格を強化していった。とくに、コメ過剰問題発生後には、政府に対する価格交渉力を低下させ、コメの生産調整政策に協力していく。さらに、事業面では、事業の中心を販売事業から信用・生活購買事業へと移行していく。1961年には、「農協合併助成法」が制定され、経営体質の強化を目的とした組織の大型化が図られていく。これは、兼業・高齢農家層を中心とする組合員との関係の希薄化と、専業農家層を中心とした営農指導や共販の展開がすすめられていく。

　一方で、基本法農政のもとでは、選択的拡大政策が推進され青果物・畜産物部門の生産量が増加し、それらへの対応が求められるようになった。とくに、青果物では、1966年「野菜生産出荷安定法」、1971年「卸売市場法」の制定から、大都市の卸売市場へ大量かつ安定的に農産物を供給するための仕組みとして農協共販が積極的に位置づけられた。このようなことから農協は大規模・遠隔産地形成の主導者や、広域大量流通の担い手として成長を遂げていった。しかし、都市近郊をはじめとする中規模産地と地域流通・地場流通との関わりを希薄化させるという問題も内包することとなった。

　この頃、1965年の不況から、政府は多額のベトナム特需や不況対策により、アメリカに次ぐ経済大国へと成長する。その後、基本法農政の追及ともいえる総合農政が展開されていくこととなった。しかし、1971年にはブレトン・ウッズ（IMF）体制が崩壊し、高度経済成長の終焉と低成長期への移行は、国家経済の逼迫を引き起こし、地域で発生する問題を地域で解決させるという「地域主義」が農政にも導入され、地域農政が展開されていくことになる。

　以上から、農協は、これまでの米を中心とした流通から、基本法農政のもとでの本格的な青果物流通への対応をはじめ、大量流通の担い手としての成長を遂げてきたことがみてとれる。しかしながら、地域流通・地場流通との関係の希薄化は注視すべき点であるといえよう。

　第3に、日本経済の長期不況下での農協共販の多様なチャネルへの対応をみていく。

1990 年代に入るとバブル景気は崩壊し、金融・不動産関係での膨大な不良債権と債務の累積の発生により、日本は長期不況に陥る。このころWTO体制のもとで多国籍企業が主導する経済のグローバル化が推進された。このような状況のもと、わが国では農産物輸入が急増し、現在では世界でも有数の農産物輸入大国となっている。

このころの農協共販は、共販の大型化と流通チャネルの多様化への取組が特徴的である。とくに、量販店・生協などの要望とも関連して「全農集配センター」を設置し、市場外流通への対応を始めた。1980 年代には、これまでの共販とともに、「顔の見える関係」の構築や都市と農村との交流を目的とした「直販」や「協同組合間協同（提携）」が活発に行われた。

さらに、農協共販と深く関係してきた各種法制度が次々に改正されていく。1999 年に「農業基本法」は改正され、「食料・農業・農村基本法」となり、「食糧管理法」は 1995 年に「食糧法」へ、青果物では「卸売市場法」の改正も行われた。また、ポストハーベスト問題、遺伝子組み換え農産物問題発生による消費者の食に対する関心の高まりと、BSE問題、食品偽装表示問題、無登録農薬使用問題などからの消費者の食の安全・安心への関心は一層の高まりをみせる。このような状況で、農協共販の取扱品目は、「食糧管理法」における中心品目であったコメから青果物へ転換していった。2002 年度における品目別取扱高（4 兆 7,351 億円）をみると、青果物（1 兆 7,429 億円）がコメ（政府米・自主流通米・その他コメの合計 1 兆 1,369 億円）を上回っていることからみてとれる。このような中、農協はコメ中心の共販からの脱却が求められている。

また、農協の農産物直売所（ファーマーズマーケット）を「地産地消」運動の拠点として位置づけ、その設置の推進もみられるようになった。

これまでみてきたことから、農協共販は、コメを中心に発展してきており、その後、農協は青果物の広域・大量流通の担い手としての役割を担ってきた。一方で、地域流通・地場流通への対応はこれまでその範疇外であったといえよう。そのような、JAが行う地産地消について次に検討していく。

2 JAにおける地産地消の方針と病院給食

本節では、JAにおける地産地消の対応と方針について、伊東維年著『地産地消と地域活性化』[11]を整理し、新たな知見を加えながら考察を行う。

まず、伊東は、三島徳三の「農協が農産物直売所について無関心である理由が、農協の共同販売事業にとってプラスにならない、むしろ農協への結集を妨げるものとみなしてきたからである」という論説をあげ、さらに榊原みどりの「産地化によって特定品目の量的・質的な安定供給をめざし、いかに大消費地の中央市場で高い評価を得るかが、最も重視されてきたなかで『地産地消』という発想自体、ほとんど無視されてきたと言ってもいい」という説を確認したうえで、自身も「地産地消活動、そしてその中心を担ってきた直売所が、農協の系統出荷、共販事業を妨げるものとして『無視されてきた』ことは紛れもない事実である」と述べている。しかし、直売所は、低価格販売にもかかわらず、選果コスト・物流コスト・中間マージンを省き、農家の手取りの引き上げや、消費者の新鮮で安全な農産物を求める場としてのニーズから、農協全体として「無視」「無関心」を装うことができなくなったことも同時に指摘している。

このような社会的背景からJAの地場流通における対応は、1980年代に開始されたといえる。1985年10月に開催された第17回全国農協大会決議に、「地場販売などを通じ、消費者の地域農業への関心と理解を深めていく」とされ、はじめて「地場販売」が大会決議に明記された。

次に、2000年10月の第22回JA大会では、大会決議の「『農』と『共生』の世紀づくりに向けたJAグループの取り組み」の中で、「ファーマーズマーケット等を通じた『地産地消』の取組み強化」が打ち出され、「地元で生産者と消費者が連携した顔の見える関係を大切にした『地産地消』の取組みを推進します」とした。ファーマーズマーケットに取り組むとともに、「地場産品を使った学校給食メニューの普及に取り組む」ことが明記され、これを契機に、農協による農産物直売所の開設が加速していった。

さらに2003年10月の第23回JA全国大会決議においては、「『農』と『共生』の世紀づくりをめざして―JA改革の断行―」とし、「地産地消運動を核とした地域の活性化」の中で、①ファーマーズマーケットによる地産地消の拠点づくり、②地域特産加工事業とファーマーズマーケットの連動の2点を示し、ファーマー

ズマーケットが農協の地産地消運動の核として位置づけられた。また、この大会決議文には、学校給食等の食農教育、グリーン・ツーリズム、学童農園などが地産地消運動の中に含まれており、農協の「地産地消運動の全体像」を示したといえる。

　この時、全中、JA地域特産加工直売所全国連絡協議会が「JAファーマーズ・マーケット憲章」を公表、制定している。この憲章は、「基本理念」と「運営方針」から成り立っており、とくに、給食分野において注目すべきは、7項目ある「運営方針」の中でも、「周年作付け・周年出荷体制の確立をめざし、地場生産比率を高めます」「品質管理を徹底し、新鮮で安全・安心な農産物を提供します」「地域農業と農産物に関する情報を積極的に提供します」といった方針であり、これらの実現は、業務・加工用と比較すれば相対的に少量であるが、一定程度の数量を必要とする給食分野における安定供給へつながる可能性を示唆している。

　さらに、2006年10月に開催された第24回JA全国大会の決議「食と農を結ぶ活力あるJAづくり ―『農』と『共生』の世紀を実現するために―」においても、前回大会の「JAファーマーズ・マーケット憲章」の「基本理念」を継承していた。この中で、「JAはファーマーズ・マーケットをJAの販売戦略の一つのチャネルとして位置づけ、豊富な品揃えと年間を通じた安全・安心な農畜産物の出荷体制を構築するため、生産組織の育成と生産履歴記帳指導を含めた営農指導を実現します。販売チャネルの多様化や品揃えの充実のため、必要に応じJA間連携を図ります。また、地域食材や地域伝統食の掘り起し、学校給食における地場産比率の向上に努めます」としている。地域食材や伝統食に力をいれることは、給食分野にとって有益であるといえよう。

　さらに、2009年10月に開催された第25回JA全国大会決議においては、「大転換期における新たな協同の創造～農業の復権、地域の再生、JA経営の変革～」とし、「消費者との連携による農業の復権」の中の、「地域における安全・安心ネットワークと地産地消」では、地産地消運動の展開において、①JAファーマーズ・マーケット事業の確立と、②農商工連携等による地域農業の活性化の2点をあげ、前者は、全大会までのファーマーズ・マーケット憲章の継続を示していた。後者においては、JA・連合会は、農業と地元企業等とを結びつけるコーディネート機能を積極的に発揮します。としている。特に注目すべきは、この中で学校給

食への地場産農畜産物の提供に加え、福祉施設や病院、地元企業の食堂等への「地場産農畜産物の提供」があげられたことである。つまり、JAは、その大会決議の中では、地産地消の対象として、病院を明記しているのである。

　ただし、近々の2012年10月に開催された第26回JA全国大会決議では、「『時代へつなぐ協同』～協同組合の力で農業と地域を豊かに～」とし、10年後のめざす姿を掲げた上で、3つの戦略として、「地域農業戦略」「地域くらし戦略」「経営基盤戦略」を策定・実践するとした。この中で、地産地消は、JA地域農業戦略における多様な担い手と地域に根ざした生産販売戦略の実践に組み込まれた。これまでの、ファーマーズ・マーケット憲章を中心とした展開とは一線を画していることがわかる。ただし、「JA地域くらし戦略」の中では、「JAくらしの活動」と「JA事業」の連携をあげており、10年後のめざす姿として「総合事業を通じて地域のライフラインの一翼を担い、協同の力で豊かで暮らしやすい地域社会の実現に貢献している姿」を提言している。さらに、この決議に加えて石田は、「農協の総合力を発揮するものとして3つの協同ないしは協働がある」と指摘し、その1つは農協事業、もう1つは厚生連や農協観光、農業新聞・家の光などJAくらし活動を直接サポートする諸事業、さらにもう1つは組合員活動そのものとしている。「これらの事業と活動が縦糸と横糸となり、1枚の織物となったのが『地域のライフラインとしての農協の総合力』ということができる」と述べている[13]。この石田の論説と大会決議を敷衍するならば、総合事業の一つである厚生事業の中の厚生連病院における給食とJAとの連携も、その姿の一翼を担うことが提案される。

　以上より、JAにおける地場流通と地産地消における対応について検討を行ってきたが、次節からは、JAの取組を中心に具体的な事例をあげながら検討を行い、病院給食における役割を明らかにしていく。

第4節 遠州病院とJAとぴあ浜松・JA遠州中央の事例

1 遠州病院と県内JAによる地産地消の概要

遠州病院は、1938年、「保障責任医療利用組合連合会遠州病院」の名称で、診療を開始した。その後、48年に厚生連が設立され、その直属病院として、発展してきた。2007年4月1日より新病院となり、それまでの遠州総合病院からJA静岡厚生連遠州病院と改め、診療を行っている。遠州病院の栄養科[14]は、洗浄・配膳・下膳のみを委託化し、主要な給食運営は直営である。事務職員を除いた人員は、管理栄養士7名、調理師12名、調理員1名である。1日の平均的な食数は約810食（1回約270食）であり、食材料費は約265円（1日約795円）である。

地産地消を開始した理由として、以下の2点があげられた。

第1に、遠州病院は2007年に新築移転とともに、名称変更した。これは、JAグループの病院であることを、さらに地域に周知したいとの考えからであった。その際、病院給食においても、県内JAからの農産物を使用してほしいと院長や事務長から栄養科へ打診があった。さらに、院長は、JA女性グループとの会合の際などに、病院給食での地場産農産物を使用しているなどのアピールも行っており、地場産農産物の使用に対し、積極的な姿勢である。このため、地産地消の目標を、野菜の購入金額ベースで12年度は28％（11年度の目標であった25％は達成）とし、最終的に50％をめざすとしている。第2に、静岡厚生連としても、県内の厚生連病院において、地産地消を行うことを組織決定しており、内容は病院ごとで異なるが、地産地消を行う環境が整っている。

遠州病院では、地域の厚生連病院としての立場を強く意識しており、県厚生連の地産地消計画という環境づくりもそれを後押ししている。

さらに、食材の購入先は、厚生連の地産地消計画から、静岡県内5JA（JAとぴあ浜松、JA遠州中央、JA掛川市、JA遠州夢咲、JAみっかび）と取引が可能である。ただし、現在は、主にJAとぴあ浜松と、JA遠州中央からの仕入れを行っている。JA掛川市からは、キャベツが出荷される時期のみ、購入している。また、地域の小売店2軒からも、JAから納品できない野菜を購入している。と

くに、数量の変更ができない場合や納品ロットが決まっているJAもあるため、小売店からはその不足分や、地場産ではそろえることのできない農産物を購入している。このような、多段階の農産物購入により、継続的にJAからの地場産農産物を使用できる購入経路を確保している点は特筆すべきである。

地産地消として意識している取組として、①毎日JAから仕入れた地場産農産物を使用、②週1回、食事に使用した地場産農産物について記したカードを食事に添える、③農産物の産地を食堂に掲示する、④産科の祝膳に地場産農産物を使用する、などがあげられる。

当該事例では、産科の出産祝いの食事を、洋食のコース料理の形態で、提供している。このメニューは、担当調理師が、基本の献立に対し、その時期の野菜などを組み合わせ調理している。この時に使用する野菜をJAとぴあ浜松のファーマーズマーケットから購入している。買い付けは、JA職員に依頼し、多い時では10種類ほどの野菜を使用する。提供時には、産地を記したカードを添えている。

当該活動は日々の給食はもとより、出産祝いといった食事まで、地場産農産物を使用することで、料理に彩を添え、さらに、厚生連病院であることを意識させる取組としても機能していた。

管理栄養士は地場産の野菜は新鮮であると実感していた。アンケートをしても、患者の評判はよいとしている。また、地産地消を始めてから、JAとぴあ浜松から仕入れた野菜などを提供すると、他地域からの入院患者は、その野菜がめずらしく、興味をもってもらったことがあるとのことである。

しかし、課題もある。それは次の5点に整理される。

第1に、JAは出荷された農産物を納品するのみであり、天候不順などで収穫できなかった場合、他産地からの調達機能がないため、欠品リスクがあること。第2に、食材料費が高いこと。第3に、取引先JAは大規模産地ではないため、貯蔵設備が十分とは言えず、収穫後すぐに使用しなければならないため、献立を収穫期に合わせる調整が必要なこと。第4に、地域の特産物が、下処理に時間のかかる海老芋、病院給食に使用頻度の低いセロリ、サラダほうれん草などであり、通年使用、使用頻度の高い野菜が少ないこと。第5に、取引先JAでは、発注数量が箱単位であり、必要量のみの購入ができないところもあること、などが

あげられた。

とくに、最低でも食事提供の2週間前に献立作成していなければならない給食においては、第3の納品可能時期の不確定さは、大きな課題である。このような課題解決のために、最近では、JAとぴあ浜松と、月1回、1～2か月先の納品可能商品の打ち合わせや、加えて新商品の提案などの話し合いをする場を設けている。

栄養科担当者の厚生連病院として地産地消を行うことに対する考えは下記の通りである。

地産地消を行うことで、食材が新鮮なことはもちろん、地域での資金循環という意義を感じている。だからこそ、課題である下処理作業の増加は理解しなければならないが、限られた時間で調理しなければならない調理師としては、受け入れ難い。その矛盾を克服するためには、調理者側も地産地消の意味を理解する必要があるだろう、とのことであった。

また、地産地消を行う中で、地域のつながりは大切と感じる。とくに、地元で農産物を作っていても、地域に出回らず、都心部の市場に流れてしまうため、地場産農産物を地域の人が知らない場合がある。これを知ってもらう機会になっていると実感していた。

2 JAとぴあ浜松における病院への食材納品と地産地消の意義

JAとぴあ浜松[15]は、東は天竜川、西は愛知県境、南は太平洋岸、北は天竜区境で、中央西寄りに浜名湖を抱え込み、海岸地帯・天竜川右岸地帯・浜名湖岸地帯の三方原洪積台地を含む平坦地で、北部が中山間地となっている。本店は浜松市東区に置かれている。

農産物では主に、野菜は、ねぎ、チンゲンサイ、セルリー、タマネギ、果樹は、温州みかん、柿、花卉の栽培も盛んであり、取扱品目が多いことがその特徴である。従来から特殊野菜が多く、京浜中心に都市部の消費地に出荷しており、近年では地場流通が増加してきている。しかしながら、その売上高は年々減少してきており、その危機感から、病院への納品を行っている営農販売部特販課は、プロジェクトを開始した。

これまでのJAとぴあ浜松は市場出荷の中で、いかに高価格をつけるかを重要

視してきたが、低コストで安定的な価格を確保することも必要であるとして、直接販売とくに業務・加工用向けを中心とした市場外流通へも業務範囲を広げた。これに合わせ、量販店向けの最終パッケージの作成や、業務・加工用契約販売の広報活動、地産地消活動、職員へ野菜ソムリエの資格を取得させ学校や量販店での宣伝活動を行っている。また、給食分野への納品に関しては、2006年より学校給食センターへの納品を開始したのをきっかけに、現在では常時小学校7校と依頼時のみ3校の計10校と取引を行っている。病院給食に関しては、遠州病院のみの納品であった。このように、市場流通と並行して、直販活動、地場産農産物の普及啓発にも積極的に取り組んでいることが当該JAの特徴である。

遠州病院との取引については、07年から、地産地消計画策定に伴い、病院事務長からの依頼にて開始された。

納品までの流れとしては、JAとぴあ浜松の担当者が1週間ごとの注文書を作成し、病院へ送付、納品の1週間前に受注する。受注した品目は、野菜は管内に3つの集荷場があるため、前日に1か所へ集め、当日に納品を行う。この配送は、配送者をパートで雇用し、学校給食、遠州病院などへ同じ配送ルートにて配送を行う。基本的には、土日以外のほぼ毎日納品は行っている。また、納品においては、冷房車であるが厳密な温度管理までは至っていない。荷姿は段ボールにて納品している。

価格については、病院や学校などは納品数量が一定ではないため、相場としている。当JAの野菜は全国的にも価格が高い傾向にあるが、これには生産にかかる費用や残留農薬検査などの費用が反映されているためであった。

さらに、JAとぴあ浜松と遠州病院における特徴的な取組として、打ち合わせ会の開催がある。これは、2012年4月から、お互い使用数量を増加させることを目的として、JA担当者、管理栄養士、調理師などを交えて毎月行っているものである。内容としては、病院からは納品可能数量の調節依頼や、JAからは野菜の使用方法やレシピの紹介といった、互いのニーズの交換を行っている。実際この会を実施したことで、使用数量の増加につながっている。

JAが病院給食に対応することに対して営農販売部の担当者の考えは、下記の通りである。

JAが病院給食へ納品することは、コスト面や集荷・分荷機能からも、小売店

のような対応はできない。しかしながら、JAが地場産農産物の流通を行わなければ、安価な農産物が優先的に選択される。この活動を行うことで、地域の野菜があることを地域へ誇示していくことは地域農業のためには必要である。今後、病院給食に関しては、積極的な営業活動は行っていないが、給食分野においては、学校給食の数量を確保した上で、積極的な病院があれば納品は可能である。とのことであった。

　当JAにおいては、病院に関しては遠州病院のみの取引であり、担当部署として市場流通はもちろん業務・加工用への対応やパッキング事業、農産物の広報活動に力を入れていた。遠州病院との取引は、コストもかかり、納品数量も、業務用に比べ多いわけではないが、打ち合わせ会を行うことで、病院のニーズを把握し、取引数量の増加につなげたことは注目すべき点である。また、その取引を行う上での意識として、地域の農産物があることを周知してもらうために意識的に行っている点は、JAだからこそできる活動である。その際に、JAでは、小売店と同様の集配機能は備えていないことを自ら指摘している点には注視すべきであろう。

3　JA遠州中央における病院への食材納品と地産地消の意義

　JA遠州中央 [16] は、天竜川東岸の3市1町にまたがり、組合員数4万3,971人（団体を含む）、職員948人（2011年4月1日現在）のJAである。本店は磐田市見付にあり、2011年度は40支店、3営農経済センター、13事業所で事業を展開しており、3市（袋井市、磐田市、浜松市）1町（森町）の行政区を管内としている。北部地域は山間部が多く、広大な森林に恵まれ林業が栄え、農作物ではおもにお茶の栽培が盛んな地域である。また、中央部から南部にかけての平野部は、静岡県内一の穀倉地帯といわれる米作と、トマト、イチゴ、メロン、中国野菜に代表される施設作物やレタス、お茶などの生産が代表的である。

　この中で遠州病院へ食材を納品しているのは、磐田市内にある園芸流通センター営農振興部園芸指導課である。当部署は、市場出荷はもちろん、市場以外の業務用の販売に力を入れている。とくに、外食業者、中食業者、カット野菜業者、病院など多様な販売経路を有していることは、その特徴といえる。多様な販売経路を持つことで、組合員が生産したすべての農産物を販売したいねらいがあ

る。また、積極的に契約栽培を推進しており、農家に具体的価格を示し、販路を定めることで、次年度の栽培へとつなげるといった取組を行っている。

　このような多様な販路に対応するため、配達を輸送会社へ委託し、365日（土日祝は半日）配送可能な体制を整備した。配送時にはJAへの販売協力費（12%）の中から、専用のコンテナを購入し、コンテナ内の内袋もJAから配布している。この内袋は必ず新品を使用するように指導を行っている。衛生管理の徹底から、5〜10℃の温度帯にて配送可能な配送車を導入し、温度管理を行っている。具体的な衛生管理指導として農家に対して、コンテナを土間に置かない、異物混入を防止するためコンテナ詰めの際はキャップを着用する、といった指導や、配達員には、配達以外の時間でコンテナの清掃を依頼している。これは、取引先である中食業者などの衛生基準に準拠するためであり、すべての直販業務でこの管理を行っている。

　遠州病院との取引開始は、地域特有の野菜の認知度を高め、給食に普及することを目的に、担当者が地域の栄養士に対し行っていた広報活動を通じて販路を得た。この時すでに、遠州病院ではJAとぴあ浜松との取引を行っていたが、病院の地産地消計画を推進していたこともあり、取引が開始された。

　納品の流れについては、受注の2週間前にJA遠州中央から提案書を病院に送付し、病院から翌週の発注書が届くため、発注を受けてから農家へ依頼する。提案書には、価格、品目、納品可能数量が書かれており、価格は市場価格よりは再生産価格を意識しているため、市場の影響は受けにくく価格変動は小さい。

　ここでJAにおける病院への納品の課題を、3点に整序する。

　第1に、少量納品への対応の困難さである。納品数量に関しては、納品開始当初は100g単位の注文にも対応していたが、農家に細かい数量を依頼しにくいため、納品可能数量をやや大きくした経緯がある。第2に、取扱品目が限定されることである。病院が地場産農産物の使用を希望する場合、JAが地場産農産物のみでなく、他の商品を取りそろえて納品するといった小売店と同じ機能を期待している点にある。これには、JA間の連携などが解決策としてあげられるが、現在のJAでは、現実的には難しい対応であると言える。第3に、受注量が不明確な点である。直販事業での、業者との契約栽培であれば、その数量が明確であるが、病院は発注数量が納品の前の週でなければ確定せず、納品側にとっては大

第3章 農業協同組合における病院給食への対応と課題 *85*

きな課題である。

　このような課題がありながら、病院給食における納品を行う意義を次にみていく。

　まず、地産地消を意識している点である。中でも、当JAの担当者は、入院患者に美味しい野菜を食べてもらい、それがこれからの購入にもつながるのではないかと期待していた。また、地域の農業や、農業があることで維持される環境を守り、農業が持続していくためには、地場産農産物を買い支えることが必要であると強く意識していた。そのような地域環境を作ることも重要であり、これらをコーディネートすることがJAの役割ではないかと捉え、活動を行っていた。

　以上から、当該JAでは、病院給食における納品は、直販業務の中の流通チャネルの一つと捉えており、病院単独での売上は大きくないものの、1つの配送で、複数の取引先を効率的に回ることで、取扱量を確保していた。また、特筆すべき取組として、地域の農業の持続・発展を視野に、市場流通はもとより、直販の中でも、外食業者、中食業者の求める衛生管理、温度管理を整備することは、給食にも求められる品質管理を敷衍的に担保している。このような独自の取組が、JA単独での病院給食における地場産農産物の納品を可能にしていた。

第5節　JAの集荷・分荷・配達機能における課題と対応

　これまで、JAにおける地場流通への対応と、その事例検討を行ってきたが、ここからは、これまでのアンケート調査と文献調査から、JAの納品者としての課題を整理していきたい。

　まず、JAが、病院への直接納品を行うことは、アンケート調査の結果から、地場産野菜の購入先として、厚生連病院では31.0％、その他の病院では2.5％と高いとは言い難い結果であった。一方、地場産米については、厚生連病院85.3％、その他の病院では12.9％と、厚生連病院では高い傾向がみられた。この理由として、米は保存性が高く、納品回数も限られるためJAが直接納品することは可能であるが、野菜に関しては、保存性は低く、毎日の納品が必要であり、なおかつ、納品者のきめ細かやかな対応が求められるため、これにJAが単独で対応することはJAの販売能力によるところが大きくなる。とくに本章で取り

上げたJA遠州中央の事例では、当該JAは販売専門農協との合併による販売力の高い担当者を有しており[17]、病院を販売チャネルの一つとして確立していることが指摘できた。

　ただし、JAにおける主な役割は本来、生産振興（生産計画の策定、産地育成、技術指導）、生産組織（生産部会）の運営、集荷、およびJA管内での販売というように、とくに生産にかかわる機能が中心であるとされる[18]。

　よって、JA遠州中央が行っている対応が全国のJAにおいて可能であるかを検討した場合、系統共販を中心とした市場流通を販路としてきたJAには現時点では困難であることが指摘される。

　さらに、藤島らは、卸売市場外流通システム[19]を、①原基型流通システム、②物流業者介在型流通システム、③小売業者主導型流通システム、④中間業者主導型流通システム、⑤大口需要型流通システム、⑥準市場型流通システムに分類しており、②、③、⑤、⑥については農協等の存在を指摘しているものの、JAからの消費者（もしくは小規模の実需者）への経路は示していない。

　この理由として、第1に、JAは、他産地からの調達機能を有していない場合が多いこと、第2に、地域農業の特性から生産品目が限定されること、第3に、JAが個別の配達機能を有していない場合が多いこと、が推測される。今後、給食へJAが対応していくためには、JAのファーマーズ・マーケットを中心とした取組があげられる。尾高［17］は、病院給食における納品に対し、直売所を起点とすることを提案しており[20]、一つの流通経路としての確立の可能性はあると考えられる。

　しかしながら、病院給食への地場産農産物導入を検討していく上では、直売所の活用のみでは、活動の制約にもなりかねず、第1章で取り上げた、小売店や仲卸業者といった既存の流通システムの有効利用も検討すべきである。

　さらに、具体的な対応策として、①配達機能を含めた販売能力の高いJAには、直販事業における販路の一つとしての病院給食への対応を、②JA全般には、生産者と病院をつなぐコーディネーターとしての役割を提案したい。

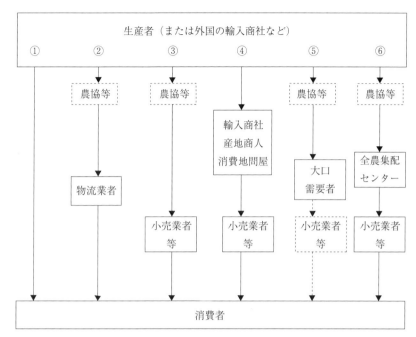

図3-2　卸売市場外流通システム

資料：藤島ほか［16］p.65
注1)「農協等」と⑤の「小売業者等」を点線で囲んだのは、常に農協（または生産者任意組合、輸入商社、等）や小売業者（または、レストラン、給食業者）を通るとは限らないからである。
注2) ⑤において「大口需要者」と「消費者」の間を点線の矢印にしたのは、「生産者（または外国の輸出商社等）」から「大口需要者」までとは異なる商品が流通するからである。
注3) ②、③、⑤、⑥の「農協等」はそれぞれ互いに別々の農協等であることを必ずしも意味していない。それどころか、実際には同一の農協が小売業者に直接販売し、さらに全農集配センター等に出荷することも決してめずらしくない。同様に、③、④、⑤、⑥の間で互いに異なるのはまれである。

第6節　むすび

本章では次のことを明らかにした。

第1に、協同組合としてのJAのあり方と地域対応について確認を行った。JAにおける地域対応は、共助・共益の組織である協同組合において、その事業の範

囲内で可能な限りの公益性を発揮することを求められていた。とくにJAは、農業・農村に関するノウハウを持つ組織であり、食と農のつながりに配慮した地域対応が必須であった。また、今後のJAにおける地域対応には、組合員とともに、そのニーズを満たしながら、地域の協同組合としてのあり方を模索し、事業を展開していくことが求められた。この活動の一つとして、農業者と消費者の新たな価値観を創造するための地産地消が適切であることを明らかにした。

第2に、JAにおける青果物流通の歴史と、地場流通への対応を検討した。JAは青果物流通において、大規模・遠隔産地形成の主導者として、広域大量流通の担い手としての役割を果たしてきたが、近年では、直販への参入や、直売所の運営も行っている。しかしながら、地場流通への対応の歴史は短く、現在でもその中心は市場流通が主であり、直販事業においても、業務用需要など大規模な実需者との関係が主であろう。よって、本研究が取り上げる病院給食への対応は、まれであることが推察される。

なお、JAの活動の方針を示すJA全国大会決議では、第25回JA全国大会決議において、病院給食への農畜産物の提供があげられているが、近々の第26回大会では、その文言は記載されなかった。ただし、10年後のめざす姿として「総合事業を通じて地域のライフラインの一翼を担い、協同の力で豊かで暮らしやすい地域社会の実現に貢献している姿」をJAは提言しており、この提言を敷衍し捉えるならば、その総合事業の一つである厚生事業の厚生連病院における給食部門とJAとの連携も、その姿の一躍を担うことが提案された。

第3に、遠州病院と、JAとぴあ浜松、JA遠州中央の事例から、JAが病院へ納品を行う意義について考察を行った。まず、遠州病院は、県厚生連および院長の積極的な地場産農産物の使用方針が示されている。この中で、JAとぴあ浜松では、病院給食への納品は、コストが高く、複数の病院への対応は困難であるとしている。しかしながら、その取組の根拠として、地場産農産物の存在を誇示し、意識的に地域の農産物を使用してもらいたいとの意向を持っていた。このような活動は、JAだからこそ行えるものであり、まさに地場産農産物を優先的に使用する環境づくりへの寄与といえた。次に、JA遠州中央については、とぴあ浜松と同様に地域内の地場産農産物認知度の向上を目的としている一方で、学校給食や業務用需要と並んで、販路の一つであると認識していた。とくに、遠州中

央においては、業務・加工用の販売に積極的に取り組んでおり、衛生管理・温度管理された納品経路は病院給食にとっても有益であることが示唆された。この両JAの活動は、販売面の利益は大きいとは言い難いが、地場産農産物を病院に納品することで、農業振興を図るとともに、病院の給食の質に寄与するという、地域公益性へも配慮した活動であった。

　第4に、これまでの事例から、JAにおける納品者としての課題を整序した。その課題として、①他産地からの調達機能の不足、②取扱品目が限定的であること、③配達機能の不足であった。これには、JAの販売力強化とともに、直売所の活用、既存の小売店や仲卸業者の活用など、幅広い検討が必要であった。さらに、具体的な対応策として、①配達機能を含めた販売能力の高いJAには、直販事業における販路の一つとしての病院給食への対応を、②JA全般には、生産者と病院をつなぐコーディネーターとしての役割を提案した。

注
1）岸上［1］p.55 参照。
2）農林水産省［3］pp.19 〜 20 参照。
3）全国農業協同組合中央会［4］pp.16 〜 17 を参照。
4）小池［5］pp.37 〜 58 を参照。
5）北川［6］p.73 を参照。
6）田代［7］p.272 を参照。
7）社会的経済とは、協同組合が社会的目的と経済的目的の二重の性格をもつ組織であることを前提として、公共セクターとも異なり、民間営利セクターとも異なる独自の領域を形成するような、市民たちがつくる自発的協力のセクターのことを指している。石田［8］pp.18 〜 19 参照。
8）石田［8］p.287 を参照。
9）石田［8］p.31 を参照。
10）石田［8］pp.33 〜 35 を参照。
11）増田［9］p.65 を参照。
12）石田［8］pp.296 〜 302 を参照。
13）石田［8］p.294 を参照。
14）2012 年 8 月のヒアリング調査を参照。
15）2013 年 2 月のヒアリング調査を参照。

16) 2013 年 2 月のヒアリング調査を参照。

17) 坂 [14] p.136 を参照。

18) 尾高 [15] p.36 参照。

19) 藤島ほか [16] pp.64 ～ 67 を参照。

20) 尾高 [17] p.123 を参照。

参考文献

[1] 岸上光克『地域再生と農協』筑波書房、2012

[2] 日本農業市場学会『現代卸売市場論』筑波書房、1999

[3] 農林水産省「学校給食への地場農産物の利用拡大に向けて（取組事例から学ぶ）」2009

[4] 全国農業協同組合中央会『私たちとJA　10 訂版』2103

[5] 小池恒男編著『農協の存在意義と新しい展開方向　他律的改革への決別と新提言』昭
　　　和堂、2009

[6] 北川太一『いまJAの存在価値を考える「農協批判」を問う』家の光協会、2011

[7] 田代洋一「農業・食料・問題入門」大月書店、2012

[8] 石田正昭「農協は地域に何ができるのか　農をつくる・地域くらしをつくる・JAをつ
　　　くる」農文協、2012

[9] 増田佳昭編著「JAは誰のものか　多様化する時代のJAガバナンス」家の光協会、
　　　2013

[10] 二木季男『地産地消と地域再生』家の光協会、2010

[11] 伊東維年『地産地消と地域活性化』日本評論社、2012

[12] 全国農業協同組合中央会「大転換期における新たな協同の創造～農業の復権、地域の
　　　再生、JA経営の変革～第 25 回JA全国大会決議」2009

[13] 全国農業協同組合中央会「『時代へつなぐ協同』～協同組合の力で農業と地域を豊か
　　　に～第 26 回JA全国大会決議」2012

[14] 坂知樹「JAと食品関連事業者による協働型業務・加工用野菜産地の形成と展望」『農
　　　林業問題研究』第 49 巻第 2 号、2013

[15] 尾高恵美「JAグループにおける農産物販売力強化の取組み ― 野菜の加工・業務用需
　　　要対応における連合組織の役割を中心に ― 」『農林金融』pp.24 ～ 38、2012

[16] 藤島廣二・安倍新一・宮部和幸・岩崎邦彦『新版　食料・農産物流通論』筑波書房、
　　　2012

[17] 尾高恵美「病院給食における食材調達と地産地消」『農林金融』第 64 巻第 2 号、
　　　pp.123-137、2011

第4章

病院給食における業務委託化と
地場産農産物導入方策

第1節　はじめに

　本章の課題は、年々増加する病院給食の業務委託化が、地場産農産物使用に及ぼす影響を明らかにするとともに、業務委託が増加する今日における地場産農産物活用の展開方策を示すことにある。

　近年、病院給食における業務委託率は、医療関連サービス振興会の実施した調査（以下、医療サービス調査と略す）によれば、平成3年度に19.9％、平成24年度には、67.9％へと増加している[1]。

　病院給食における業務委託化の歴史は、それまでも下請け的な委託は存在したものの、昭和61年に外部委託が認められたことで全国的に普及した[2]。

　病院給食の具体的な給食運営の工程には、食材の調達、調理、盛付、配膳、下膳、食器洗浄、施設設備管理、食器の手配、食事の運搬などがあげられるが、業務委託が可能な範囲と、病院自らが行わなければならない範囲が決められている[3]。しかし、病院が自ら行う範囲は、給食運営の総括や確認事項が中心であり、作業のほとんどは委託可能である。

　この業務を請け負う給食委託会社は、主に、調理業務の全般、および一部を契約内容により受託する。本研究が提案する地場産農産物導入に関していえば、食材の発注業務は、食材購入先を決定する重要な工程であるが、近年、給食受託会社では、独自の食材流通システムを保有する企業が存在している。このような会社への業務委託は、かつての小売店を中心とした食材購入から、給食委託会社の食材購入システムへの変化に直結する可能性を含んでいる。また、業務委託化は、栄養部門内において、病院側と委託側の2つの組織が存在することとなる。

このような中で、地場産農産物を導入し、給食を通じた新たな活動を行う際には、活動に対する共通認識を持たなければその展開は困難となることから、直営給食とは異なる展開方策が必要となることが推察される。

以上より、これらの課題にもとづいて、本章では、次の検討を進める。

第1に、病院給食における業務委託化の歴史と、市場規模、今日的動向を文献により把握する。第2に、アンケート調査から給食の業務委託化が、地場産農産物の使用に及ぼす影響を整序する。第3に、一部委託しながら幅広い地場産農産物活用を行う高知県厚生農業協同組合連合会JA高知病院（以下、高知病院）の事例分析から、活動方針の重要性について検討を進める。第5に、全国の病院・福祉施設を中心に給食業務の委託を行うA社を対象にヒアリング調査を行い、給食委託会社が保有する購入ルートを明らかにするとともに、業務委託における地場産農産物使用に重要な要素を抽出する。

第2節　業務委託化の動向と課題

1　業務委託の歴史的変遷

病院給食における業務委託化は、前節にも示した通り1986年に外部委託が認められたことに始まる。それまで、医療法第21条より、病院は、病院給食の「人員及び施設」を有さなければならないとされ、直営が原則であった。しかしながら、医療の合理化が推し進められ、いわゆる国立・公立病院を中心に、徐々に委託化が拡大する中で、厚生労働省が、「病院における給食業務の一部委託についての通知」を都道府県知事に出したことから、病院給食の委託に拍車をかけた。この頃の日本栄養士会の機関誌 [4] には、兵庫県の通知が記載されており、委託時に留意すべき事項について、給食の内容を低下させないこと、調理技術を低下させないこと、適切な保健衛生上の指示を行うことなど、具体的に給食の質の低下を防止する事項が通知されていた。その後、1988年には、基準給食制度の見直しにより、これまで「早い・冷たい」と言われてきた給食に対し、適時、適温給食の実施が図られ、その質を向上させるきっかけともなった。さらに96年には、院外で調理を行うセンター方式が認めたられた。なお、現在の外部委託に関しては、07年「医療法の一部を改正する法律の一部の施行について」及び

08年「病院、診療所等の業務委託について」において、業務委託の趣旨、受託業者の選定などが示されている。

このように、病院給食における業務委託は、戦後、直営が原則であったものが、合理化をキーワードに、業務委託、外部化と進展してきたことがわかる。一方で、食事内容に関しては、健康増進法などから質の高い食事提供と個別対応が年々求められ、食事に対する期待と合理化の間に、現在の給食経営は置かれている。

2 業務委託化における目的と課題

業務委託化の目的をアウトソーシングの概念[4]からみてみると、①経済的効果：人件費・食材費・経費の削減と生産性の向上、②人事管理の簡素化：人事管理業務の簡素化、パート化、③給食経営の改善：運営管理、食事の品質・サービスなどの改善、④専門性への期待：専門知識、専門技術、新しい情報の収集と提案、⑤新システムの導入：クックチル、センター化、選択食、適温配膳システム、という5点に整理される。とくに、病院側では、業務のスリム化、給食経営の合理化、専門性への期待が目的となろう。

次に、現場における業務委託化のメリットを整理する。医療サービス調査[5]によれば、「人員・人材不足の解消」の62.4％が最も多く、「経費の削減」が47.2％、「業務運営の効率化・迅速化」が45.2％と続く。「サービス・業務の質などの向上」に関しては、24.1％に留まっていることから、現場では、業務委託の中心的なメリットは人材確保とともに、コスト削減であると考えられていることがわかる。

業務委託化について、岡野［3］は、「業務委託による病院給食が、受託企業の営利追求性と、業務委託する側（病院）の経費削減への志向から、①人件費の切り下げに伴う未熟練労働者の多用による技能の低下、②材料費の切り下げによる給食材料の低下、③医療労働に対する下請け・派遣労働者の意識の低さ（それを規定する就労環境）、によって質的低下をきたし、それが患者に波及する」と述べており、業務委託による給食の質の向上に否定的な見解を述べている。

さらに、岡野は、「業務委託化が拡大すれば、市場原理が働き、受託会社と直営病院の間での競争によって患者サービスが向上するという業務委託推進論に対

して、医療の『市場』は、『需要と供給が同時的に発生する即時財であり、このため空間的条件が決定的な重要性をもってくる』という三木の論説を述べた上で、その閉鎖性（一般的に、医療の需要者である患者は、あらかじめ供給されるサービスの質を知ることができない）からして、医療を提供する病院側にとって、『競争によるサービス向上』への動機は他のサービス業に比べて低い。また、『病院給食を見れば、患者が、そのサービスの内容によって病院を選択することはまれである』としている。さらに、「診療報酬の加算措置を例にあげながら、『病院経営を患者サービス向上へ導く最大の要因には、経済的要因、すなわち患者サービス向上の実施が収入増に結び付く場合である』」とも指摘している。

　以上のような、岡野の指摘は、業務委託と労働組合の視点からの分析であるという点には注意せざるを得ないが、業務委託化が合理化を進めるものとなることは否めず、給食の質的低下に関しては、注意すべきであるといえる。

3　給食分野における市場規模と今後の動向

　これまで、業務委託化の歴史と目的をみてきたが、今日の給食市場を整理し、病院給食の位置づけを確認するとともに、今後の動向をみていこう。まず、加藤[6]によれば、給食市場は事業所対面給食、弁当給食、病院給食、老人福祉施設給食、学校給食、幼稚園・保育所給食の6つの分野に分けられる。この市場規模は、2005年度に4兆5,766億円であり、2009年度に4兆3,101億円になっている。この中で病院給食の占める割合は、2009年度で1兆2,508億円となり、給食市場全体からみれば29.0％となっている。給食市場のポジショニングから見れば市場規模は大きいが、老人福祉施設における新規導入と比較すると成長性は小さい。

　また、総給食市場の年次推移を図4-2に示すが、その市場規模は微減傾向を示しており、この背景には、長期療養病床の削減、平均在院日数の削減等による病床数の減少といった、医療費の削減を最優先にしてきた医療行政があげられ、今後もこの微減傾向は続くことが予想されている。しかしながら、その委託化率は、病院によるコスト削減と給食サービスの質的向上をめざし、拡大が進むことが指摘されている[6]。

　この委託率拡大の指摘を受けて、医療サービス調査による患者等給食を受託す

第 4 章　病院給食における業務委託化と地場産農産物導入方策　95

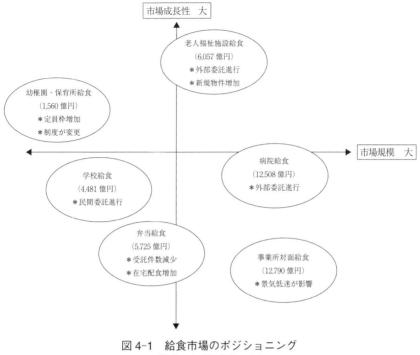

図 4-1　給食市場のポジショニング
資料：加藤［6］p.36
出所：矢野経済研究所推定
注：（　）は 2009 年度の市場規模

る事業者へのアンケートをみると[7]、受託業務量・業務範囲は「横ばい傾向」が 69.2％となり、「増加傾向」は 17.6％、「減少傾向」は 6.6％と続いている。ただし、受託額（平均）の推移では、「横ばい傾向」が 62.6％と最も多く、続いて「減少傾向」が 20.9％、「増加傾向」が 11.0％となり、ほぼ横ばい傾向がみられる一方で、一部、受託量の増加と受託額の減少があることがわかる。

　また、今後の市場規模動向を事業者自身は、「現状維持」と回答した事業者が 52.7％と半数に上り、「拡大傾向」が 34.1％、「縮小傾向」が 7.7％と比較的前向きな回答が多い。この見解に沿うように、当該サービスの今後の事業拡大・縮小予定については、「拡大予定」が 57.1％、「現状維持」が 34.1％、「縮小予定」が 2.2％、「撤退予定」が 1.1％としており、業務の維持・拡大が 91.2％と多数を占めている。

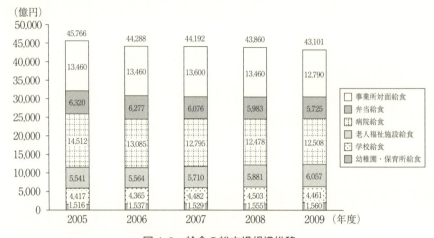

図4-2　給食の総市場規模推移
資料：加藤［6］p.37
出所：矢野経済研究所推定

　このように、病院給食における市場規模は、市場の約3割を占めており、その中で、今後その委託額には微減傾向が予測されるが、各病院における委託率は増加することが推察される。

4　全国的な業務委託率とその傾向

　医療サービス調査による全国的な業務委託率は、67.9％であったが、その年次推移（図4-3）をみると、前節で指摘したように市場規模は縮小傾向にあるものの、委託率は増加していることが明らかである。
　また、委託率を属性別（図4-4）にみてみると、業務委託化が始まるきっかけともなった国公立病院では委託率が高いことがわかる。また、病床数（図4-5）では、500床以上の病院においては8割以上が委託化されているが、500床以下の病院では、6割に留まり、大きな差はないことがわかる。

第4章　病院給食における業務委託化と地場産農産物導入方策　97

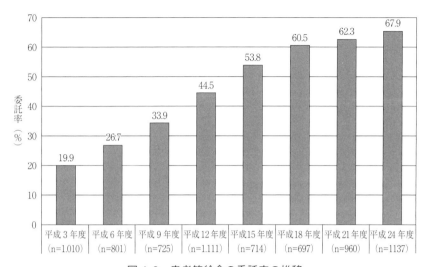

図4-3　患者等給食の委託率の推移
資料：医療関連サービス振興会［1］p.8を基に筆者作成

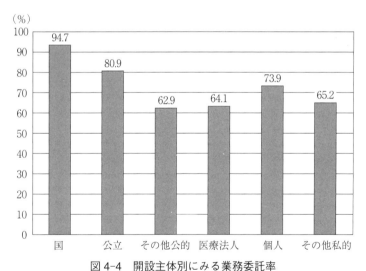

図4-4　開設主体別にみる業務委託率
資料：医療関連サービス振興会［1］p.12を基に筆者作成

注）その他公的とは、日赤、済生会、北海道社会事業協会、厚生連、社会保険関係団体、公益法人とする。詳しくは［1］の調査票を参照。

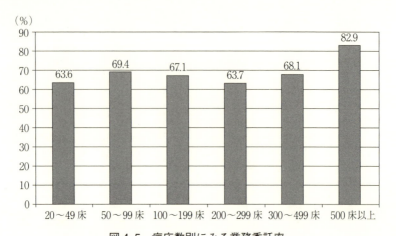

図4-5 病床数別にみる業務委託率
資料：医療関連サービス振興会 [1] p.12 を基に筆者作成

第3節 アンケート調査からみる業務委託化の現状と地場産農産物活用への影響

1 業務委託の実態と食材購入

ここまでは、業務委託化の動向について文献により把握してきたが、次からは、アンケート調査より業務委託率が食材購入に及ぼす影響について分析を行う。

まず、アンケート調査における委託率を確認すると、全面委託21.9％、一部委託53.4％となり、委託率は75.3％に及んでいる。医療サービス調査による委託率は67.9％であったが、開設主体を（国、公立、その他公的）に限定すれば平均で79.5％と、ほぼ本調査と同水準であることがわかる。

その委託内容（表4-1）であるが、全面委託においては、その名称のとおり給食業務のほとんどを委託しているのがわかる。一方で、一部委託においては、「食器洗浄」「配膳・下膳作業」「盛付け作業」といったルーチンワークが主であり、「献立作成」に関しては、病院側が行っていることが多い。

また、そのメリット（図4-6）は、全面委託では、「病院職員が本来の業務に専念できる」こと、一部委託では、「人員・人材不足の解消」という異なる傾向がみられており、このことは、業務委託化における目的の違いにも通じ、地場産

表 4-1　委託内容

	献立作成	発注作業	在庫管理	食数管理	調理作業	盛付作業	配膳作業	下膳作業	食器洗浄	院外調理	その他	合計
全面委託	48	51	52	35	53	53	53	53	52	5	1	53
	90.6	96.2	98.1	66.0	100.0	100.0	100.0	100.0	98.1	9.4	1.9	100
一部委託	13	36	38	39	84	104	112	121	123	3	9	129
	10.1	27.9	29.5	30.2	65.1	80.6	86.8	93.8	95.3	2.3	7.0	100
合計	61	87	90	74	137	157	165	174	175	8	10	182
	33.5	47.8	49.5	40.7	75.3	86.3	90.7	95.6	96.2	4.4	5.5	100

資料：アンケート調査より筆者作成
注）上段：回答数（複数回答）下段：%

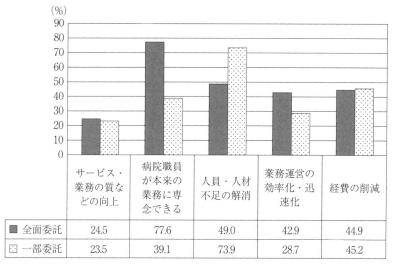

図 4-6　給食運営別にみる業務委託のメリット
資料：アンケート調査より筆者作成

農産物活用における導入策を検討する際には、考慮すべき点であることが指摘される。

次に、給食運営別に生鮮野菜の最購入先（表4-2）を分析すると、運営方法により購入先に有意な差がみられた（P = 0.0000）。とくに、全面委託においては、小売店からの購入が有意に少なく、給食委託会社からの購入が高いことがわかる。また、一部委託と直営は小売店からの購入が主であるが、一部委託について

は業務用食材卸売業者からの購入が、直営ではJAからの購入がある傾向がみられた。

さらに、生鮮野菜の購入先軒数（表4-3）については、2〜3軒が最も多いことは共通しているものの、全面委託では、1軒からの集約的な購入が行われており、直営と一部委託では、2〜3軒と複数の購入先を確保していることが明らかとなった。

表4-2　給食運営別にみる生鮮野菜の最購入先

	小売店	JA	全農	給食委託会社	業務用食材卸売業者	卸売市場	その他	合計
直営	37	9	0	0	2	10	0	58
	63.8	15.5	0	0	3.4	17.2	0	100
全面委託	15	0	1	18	12	6	1	53
	28.3	0	1.9	34	22.6	11.3	1.9	100
一部委託	90	4	0	6	21	10	2	133
	67.7	3	0	4.5	15.8	7.5	1.5	100
合計	142	13	1	24	35	26	3	244
	58.2	5.3	0.4	9.8	14.3	10.7	1.2	100

資料：アンケート調査より筆者作成
注1）上段：回答数（単数回答）下段：％
注2）個人農家、直売所、生産者組織は回答者がいなかったため分析から除外した。

表4-3　給食運営別にみる生鮮野菜の購入先軒数

	1軒	2〜3軒	4〜5軒	6〜7軒	8〜9軒	10軒以上	合　計
直営	5	36	11	2	0	8	62
	8.1	58.1	17.7	3.2	0	12.9	100
全面委託	20	25	3	1	3	1	53
	37.7	47.2	5.7	1.9	5.7	1.9	100
一部委託	18	80	23	4	0	8	133
	13.5	60.2	17.3	3	0	6.1	100
合計	43	141	37	7	3	17	248
	17.3	56.9	14.9	2.8	1.2	6.8	100

資料：アンケート調査より筆者作成
注）上段：回答数（自由記述回答）下段：％

2 給食運営別にみる地場産農産物の活用状況

　給食運営方法により食材購入に異なる傾向があることがわかった。次に、地場産農産物購入における影響をみる。

　給食運営方法と使用頻度の関係について検定を行うと（表4-4）、有意な差はみられなかった。しかしながら、「まったく使用していない」と選択した割合に着目すると、全面委託で22.0%、一部委託で11.8%、直営で6.5%となり、使用率に違いがあることがわかる。

　次に、地場産野菜の購入先（図4-7）について、全体としては、小売店からの購入が最も多いが、各購入先について運営方法別に検定を行うと、給食委託会社（P = 0.0001）、小売店（P = 0.0039）、生産者組織（P = 0.0043）、個人農家（P = 0.0077）[8]、JA（P = 0.0376）において有意な差がみられた。全面委託においては給食委託会社からの購入が3割近くを占めており、小売店からの購入が他に比べて少ないことから、自社の保有する購入ルートを使用した食材調達があることが推察される。一方で、直営におけるJA、生産者組織、個人農家からの購入が多い傾向にあることは、地場産農産物導入における一つの可能性であるとともに、業務委託化が進展する中での導入課題であることも示唆している。

　また、地場産農産物使用の経緯（図4-8）についても、運営方法による違いがみられている。とくに統計的に有意であったものに、病院経営者の意向（P = 0.0037）、従来から使用（P = 0.0054）、病院グループとしての意向（P =

表4-4　給食運営別にみる地場産野菜の使用率

	ほぼ毎日使用	ときどき使用	まったく使用していない	合　計
直　営	36	22	4	62
	58.1	35.5	6.5	100
全面委託	22	17	11	50
	44.0	34.0	22.0	100
一部委託	76	36	15	127
	59.8	28.3	11.8	100
合　計	134	75	30	239
	56.1	31.4	12.6	100

資料：アンケート調査より筆者作成
注）上段：回答数（単数回答）下段：%

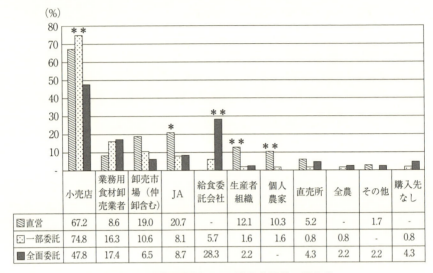

図4-7　給食運営別にみる地場産野菜の購入先
資料：アンケート調査より筆者作成
注）＊＊：1％有意　＊：5％有意

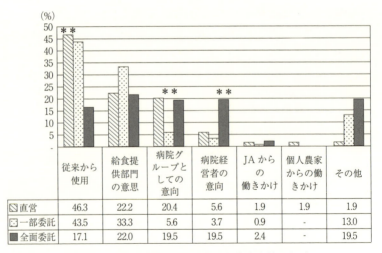

図4-8　給食運営別にみる地場産農産物使用経緯
資料：アンケート調査より筆者作成
注1）＊＊：1％有意　＊：5％有意
注2）県・市町村からの働きかけは回答者がいなかったため分析からは除外した。

0.0075）がある。この中で、注目すべき点は、病院経営者の意向が強く反映されている点であり、全面委託において地場産農産物を使用するためには、重要な要素となることがわかる。さらに、病院グループとしての意向については、本調査の回答者へ厚生連病院が含まれることは考慮すべきであるが、経営者や病院グループとしての意向が、地場産農産物使用の経緯に大きな影響を及ぼすことは明らかである。

　さらに、地場産農産物使用の目的（表4-5）については、「農業者やJAとの関係強化」についてのみ有意な差がみられた（P = 0.0002）。これには、直営においてその選択率が高く、一部委託において有意に低かったことがあげられる。直営においては農業者らとの関係強化を強く意識していることが指摘できる。

　最後に、その活動内容（表4-6）については、「地場産農産物を使用し、郷土食の提供」について有意な差がみられた（P = 0.0026）。全体では、「地場産農産物を使用し、季節や旬を意識した食事を提供」がすべての運営方法に共通して最も多く選択されていたが、次に選択されたのは、全面委託では「とくに意識していない」、一部委託では「地場産農産物を使用し、郷土食の提供」、直営では「地場産農産物を常に使用」と、それぞれ異なった対応であることが表れている。また、直営でのみ「購入先との交流の場の設置」を行っている点には着目すべきで

表4-5　給食運営別にみる地場産農産物使用目的

	給食の質の向上	喫食者の満足度の向上	給食サービスの差別化	給食業務の新たな取組	地域農業活性化への貢献	農業者やJAとの関係強化	地場産農産物の認知度の向上	食材料費の抑制	病院の認知度の向上	環境負荷軽減	その他	合計
直営	29	26	2	6	26	16	6	16	2	—	1	57
	50.9	45.6	3.5	10.5	45.6	28.1	10.5	28.1	3.5	—	1.8	100
全面委託	26	24	3	5	11	8	6	6	2	1	2	40
	65.0	60.0	7.5	12.5	27.5	20.0	15.0	15.0	5.0	2.5	5.0	100
一部委託	63	60	5	5	39	6	10	31	2	7	15	110
	57.3	54.5	4.5	5.5	35.5	5.5	9.1	28.2	1.8	6.4	13.6	100
合計	118	110	10	17	76	30	22	53	6	8	18	207
	57.0	53.1	4.8	8.2	36.7	14.5	10.6	25.6	2.9	3.9	8.7	100

資料：アンケート調査より筆者作成
注）上段：回答数（複数回答）　下段：％

表4-6　給食運営別にみるとくに意識して取り組んでいる活動

	地場産農産物を給食に常に使用	地場産農産物を使用し、季節や旬を意識した食事を提供	地場産農産物を使用し、郷土食の提供	地場産農産物に関する情報を記したカードなどを食事に添える	食堂や病棟に地場産農産物に関する情報を掲示	地場産農産物の使用状況などを広報誌などに掲載	院内で地場産農産物に関するイベントを企画・開催	院内で臨時的に地場産農産物もしくはその加工品などを販売	院内で日常的に地場産農産物もしくはその加工品などを販売	購入先（JA生産者、生産者組織など）との交流の場の設置	その他	とくに意識していない	合計
直営	18	42	12	13	10	7	6	1	3	6	—	13	58
	31.0	72.4	20.7	22.4	17.2	12.1	10.3	1.7	5.2	10.3	—	22.4	100
全面委託	6	20	9	10	6	5	2	1	2	—	1	17	40
	15.0	50.0	22.5	25.0	15.0	12.5	5.0	2.5	5.0	—	2.5	42.5	100
一部委託	24	73	48	18	7	6	5	2	—	—	1	29	109
	22.0	67.0	44.0	16.5	6.4	5.5	4.6	1.8	—	—	0.9	26.6	100
合計	48	135	69	41	23	18	13	4	5	6	2	59	207
	23.2	65.2	33.3	19.8	11.1	8.7	6.3	1.9	2.4	2.9	1.0	28.5	100

資料：アンケート調査より筆者作成
注）上段：回答数（複数回答）下段：％

あろう。

　以上のように、給食運営方法の違いは、直接的な地場産農産物の使用頻度には影響していないものの、購入先、使用経緯、目的、活動内容に異なる傾向がみられている。とくに、直営と一部委託に関しては、類似した点もあるが、全面委託に関しては、異なる傾向を示していることがわかる。

3　給食運営別に異なる地場産農産物活用の課題と解決方法

　地場産農産物の使用課題（図4-9）における違いをみると、必要数量の不足（P = 0.0020）、衛生管理に対する不安（P = 0.0070）、対応可能な人材不足（P = 0.0088）、必要品目の不足（P = 0.0145）、価格が高い（P = 0.0170）において有意な差が見られた。

　運営方法別にみていくと、全面委託においては、他の運営方法に比べ、品目や数量に対する不安は低い一方で、「対応可能な人材不足」や「衛生管理に対する不安」を有しており、地場産農産物自体に関してではなく、マンパワーの不足や衛生管理に対する課題を強く課題として捉えていた。このことは、全面委託が合

第 4 章　病院給食における業務委託化と地場産農産物導入方策　105

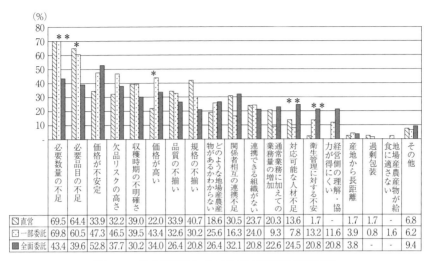

図 4-9　給食運営別にみる地場産農産物使用課題
資料：実態調査より筆者作成
注）＊＊：1％有意　＊：5％有意

理化を基本に進められ、給食の全面委託化のメリットが、病院側の管理栄養士にとって、給食管理以外の業務への専念であるとするならば、人材不足を強く意識することは当然の結果である。また、全面委託においては「価格が不安定」であることを意識しており、委託化し、コストの削減や安定化に努める中での、時価の不安定な価格については強い課題意識があることがわかる。

　次に注目すべきは、直営において「経営側の理解・協力が得にくい」という項目について、まったく選択されなかったことである。このことは、直営においては、他の運営と比較すれば経営側の理解が得やすい環境であることが推察される。また、それ以外の課題については、「必要数量の不足」「必要品目の不足」「規格が不揃い」といった従来から地場産農産物使用において指摘されてきた課題と類似する傾向であるといえる。

　また、一部委託についても、数量や品目の不足に関しては、直営と同様の傾向であるが、「価格が不安定」といった全面委託と類似した課題を意識していた。このように、一部委託では、直営と全面委託の中間の課題をあげていることが推察された。

　ここからは、前述した課題に対する解決方策（図 4-10）を検討していく。は

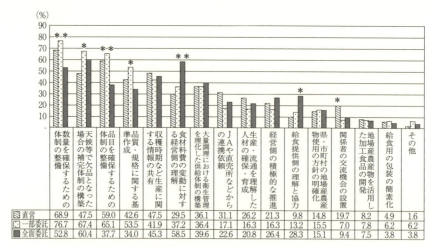

図 4-10　給食運営別にみる地場産農産物使用課題の解決方法
資料：実態調査より筆者作成
注）＊＊：1%有意　＊：5%有意

じめに、運営方法において差があった項目は、品目を確保するための体制の整備 (P = 0.0030)、食材料費の変動に対する経営側の理解 (P = 0.0046)、数量を確保するための体制の整備 (P = 0.0062)、給食提供側の理解と協力 (P = 0.0136)、関係者の交流企画の設置 (P = 0.0287)、天候等で欠品となった場合の補完体制の構築 (P = 0.0318)、品質・規格に関する基準作成 (P = 0.0439)、であった。

　これらを給食運営別にみていくと、全面委託では、食材料費の変動に対する経営側の理解と給食提供側の理解と協力を強く感じており、全面委託における地場産農産物導入の方策には、経営陣の理解が必要であることを強く示している。さらに、ここでの給食提供側が委託会社のスタッフであるとすれば、病院側が主体となってこの活動を行うためには、別の組織である委託側の人員に対しても本活動の取組への理解と協力を得る必要が出てくる。給食運営の一部の権限を委譲した中での依頼には、明確な使用方針と委託契約の事項として業務内容へ組み込むことが必要である。

　次に、一部委託については、品目や数量を確保するための体制の整備、品質・規格に関する基準作成、天候等で欠品となった場合の補完体制の構築について選択している傾向がみられる。これらは、概していえば、安定的な地場産農産物の

供給を強く意識していることが指摘でき、一部委託化している中で、病院側、委託側双方が給食運営に関わっており、直営ほどの柔軟な対応ができないことが推察された。

直営においては、一部委託と類似した課題の解決方策を要望していることに加え、関係者の交流機会の設置がその課題解決方策であるとしている。これは、直営が、これまでみてきたように実際に交流機会の設置を行っていることや、経営側の理解が得やすい環境があり、これらのさらなる推進が必要であることを示している。

なお、この課題解決の方策の中で、「収穫時期など生産に関する情報の共有」「大量調理における衛生管理を理解した供給体制の構築」「生産・流通を理解した人材の確保・育成」「県・市町村の地場産農産物使用方針の明確化」については、運営方法別に差はみられず、共通の解決方策であるといえよう。

4　給食部門からみた委託化の影響

アンケート調査において、「今後、病院給食において、地場産農産物を使用することに対し、病院に勤務する栄養士・管理栄養士としての立場から、あなた自身のご意見をご記入ください」とし、自由記述を依頼した。この結果、179の記述が得られたが、中でも委託化をキーワードに抽出を行うと、28の記述があげられた。この28記述を内容別にみると、「コスト面に対する意見」「購入経路に対する意見」「委託業務に対する意見」「衛生管理に対する意見」に整理された。

「コスト面に対する意見」として、「コスト面での不安定さや、価格が高く委託側との折り合いがつけづらい」「委託のため、価格にはシビア」「委託業者はコスト重視の傾向」といった委託しているがゆえに、地場産農産物の使用に制約があることを指摘する記述がみられた。

次に、「購入経路に対する意見」として、「委託独自の流通ルートがある」「食材の一元化が求められる」「材料の発注は委託業者が行っており、物流（県外）にて一括購入を行っている」という記述があげられ、食材購入に関する権限を委譲し、かつその購入ルートも委託業者が選定していることがわかる。

さらに、「業務委託に関する意見」として、「食材管理は病院側なので、全面委託よりも地場産を使用できているかもしれない」という意見があげられ、業務委

託化自体が地場産農産物導入において、課題であることを示唆している。

　最後に、「衛生管理に対する意見」として、「衛生管理に対する不安があり、委託会社が管理する農園からの食材確保は可能」とし、給食委託業者が持つ衛生管理に対する信頼と、地場産農産物の衛生管理に対する不安といった課題がみられた。

　さらに、委託における課題をあげた病院は、すべての病院が、全面委託もしくは一部委託を行っており、委託しているがゆえに感じる課題であることも示唆された。

第4節　高知病院の事例

1　高知病院の概要と地産地消活動

　高知病院は1931年野田村に香長病院として開設され、地域医療を支えてきた。2002年に南国市へ新築移転後、「JA高知病院」と名称を改め、地域医療の拠点としての役割を果たしている。高知病院の栄養管理科[9]は、給食提供を業者へ委託しており、その人員構成は病院側の管理栄養士2名、調理員1名、委託先の管理栄養士1名、栄養士7名、調理師3名である。平均食数は約300食／日（1回約100食）であり、食材料費は約200円／食（1日約600円）であった。給食業務の委託内容は、主に、普段の献立作成から発注、調理作業である。なお、委託契約は地産地消を行うことが前提とされている。また、この献立作成に関しては、委託導入以前に、病院側の管理栄養士が計画したものを引き継いでいる。このように、本活動の中心は、病院側の管理栄養士であるが、最近では、委託側の栄養士も興味を示してくれており、科内でその機運は高まっている。

　高知病院が地産地消の活動を本格的に始めたのは、2009年6月からである。この発案者は、高知厚生農業協同組合連合会会長であり、「病院給食の中でも、JAの野菜を取り入れたい」という指示のもと、食材料費に変動があったとしても、以前より、地場産農産物が購入しやすい環境が整った。このように新たな取組を開始する場合には、強い発言力を持った者のリーダーシップが重要であることを示唆している。

　高知病院の農産物購入先（表4-7）は多岐に及ぶ。普段の野菜の購入先は、

JA南国市の直販店「かざぐるま市」および「全農高知」である。旬の地場産農産物を「かざぐるま市」から購入し、それ以外の農産物を「全農高知」から購入している。

さらに、活動内容（表4-8）は、地場産農産物の常用や、食堂への生産者の名前の掲示、産地を記したカードを食事に添えるなどである。

また、通常朝食の献立はご飯かパンかの選択食にする病院が多いが、高知病院

表4-7　高知病院の食材購入先一覧

購入先	取引作物	購入先	取引作物
JA 南国市：かざぐるま市	野菜	米米ハート	米粉パン
全農高知	野菜	JA コスモス（年一回）	お茶
JA 南国	米	JA 土佐れいほく（年一回）	新米→無償提供
JA 長岡（ながおか）	米	北海道厚生連	特産物交換

資料：ヒアリング調査から筆者作成

表4-8　高知病院の地産地消活動一覧

活動内容	詳　細
食堂に生産者の名前を掲示	毎日生産者が変わるわけではないので月1回実施
地場産農産物を使った給食の提供や伝統料理の提供	直販所からの地元特有の農産物を購入し、それらを使用した献立の提供 例）りゅうきゅう・四方竹・芋の茎など特産物の使用
食事にカードをつけて提供	月に平均2～3回実施（多い時は5回程度） 毎日地場産農産物を提供しているため、特別献立を提供するときに食事に添える
広報誌に活動を載せる	管理栄養士が記事を執筆し掲載。
北海道厚生連との交流	厚生連会長会議で会長がPRし、視察などの交流を実施 特産物の交換を担当管理栄養士間で実施
米粉パン（米米ハート）の提供	月1回米粉パンを使った洋食献立を提供
新茶祭り	高知県は有数の茶の産地であり、入院・外来患者に新茶を提供
新米祭り	高知県は8月から新米を食べることが可能であり、祭りの際、おにぎりにして提供
病院外来での地場産農産物や米粉パンの販売	かざぐるま市や米米ハートの商品の出張販売

資料：ヒアリング調査から筆者作成

では米粉パン提供時は統一の洋食献立とし、日々の食事に変化を加える工夫をしている。この米粉パンの提供は患者からとても喜ばれ、高い評価を受けている。

　この他にも、患者に旬を知らせるイベントとして、通常給食では、衛生管理上の観点から、おにぎりは提供していないが、新米祭りのときだけは、新米を型ぬきおにぎりにし、提供している。また、高知で多く生産されるお茶を知ってもらいたいと、入院患者や外来患者にも新茶祭りとしてお茶を提供している。

　このように、病院の位置する南国市は農業が活発な地域性もあり、農家の患者からこの活動は支持されている。また、提供する管理栄養士自身も、味や鮮度の良さをあげている。

　一方で、時価での納品は、食材料費の変動リスクを抱えており、この課題克服には、前述した経営者の理解が重要であった。

2　JA直販店との取引と業務委託化の影響

　高知病院に地場産農産物を納品している「かざぐるま市」はJA南国市の女性部グループが1998年から開始した直販店である[10]。取扱商品は、野菜・果実・花卉・花木・加工品であり、家庭菜園に近いため、数量不足から市場出荷はできないが、少量多品目をセールスポイントにしている。運営主体である「かざぐるま市運営協議会」の会員数（出荷者数）は300名以上にのぼり、女性部グループとあって、すべての会員が女性である。この直販店の従業員はJAに雇用された職員1名、臨時職員2名、パート13名である。主な販売先は、直販店に買いに来る消費者と、小学校、病院、施設、市内レストラン、都心のアンテナショップなどである。とくに南国市は、地産地消が活発な地域であり、それにJAが賛同する形で、JA直販店から学校やレストランへ地場産農産物を納品している。

　次に、かざぐるま市の入荷から販売までの流れ（図4-11）に示す。

　通常、出荷者は、朝6時から商品を搬入、夕方5時30分までに引き取りに来る。給食向けの出荷の流れでは、まず病院などからFAXにて受注する。受注した商品の数量と品目を従業員が確認し、複数の出荷者に対し、納品日に必要な数量を準備し、出荷するよう連絡を取る。これを、納品当日の朝、集荷し、配達する。配達業務は、JAの子会社である南国スタイルが請け負っている。また、納品可能な商品も時期により変化するため、レジ担当の従業員が各施設に向け商品

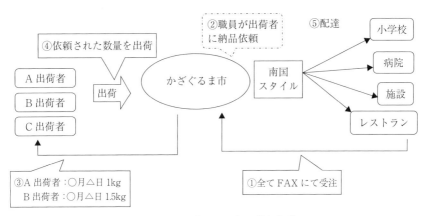

図 4-11　かざぐるま市の納品経路
資料：ヒアリング調査より筆者作成

リストを週1回FAXしている。

　高知病院との取引は、かざぐるま市の担当者によると、10年以上前からだが、病院が給食業務を委託化した頃から、受注量が減少した。納品は毎日だが、1日平均納品額はきわめて少なく、納品数量の増加を望んでいる。病院とは地産地消に関する話し合いはできておらず、機会を設けることも必要ではないかと考えていた。

　高知病院では、委託契約内容の中に地産地消を盛り込んでいることから、購入価格の減少が、委託化のみとは断言できず、その要因は不明である。ただし、話し合いの場の設置については、第3章の事例（遠州病院とJAとぴあ浜松）において、『打ち合わせ会』を行うことで使用量の増加を実現していることから、この指摘は重要である。

3　活動方針の明確化と委託契約の重要性

　高知病院では、一部委託するの中でも、病院側の管理栄養士が中心となり、積極的に地場産農産物に関わる情報提供から、院内での地産地消イベントの手配、開催までを幅広く行っていた。なお、農村地域において患者から支持される取組であることは特筆すべきである。

　さらに、当該事例において、最も重要視すべきは、厚生連会長のリーダーシッ

プであり、経営側の活動方針の明確化にある。このように経営者の明確な使用方針を、委託契約に盛り込むことで、業務委託化によって食材選択における権限を委譲したとしても、その優先的な使用が可能となる。また、それを受けた病院管理栄養士の積極的な取組と努力が多岐にわたる納品先への対応を可能としていた。ただし、購入先が多岐にわたるがゆえの納品金額の減少については、継続的な購入の阻害要因ともなりかねず、今後の課題としてあげられた。

第5節　給食委託会社における受託の実態

1　給食委託会社の食材調達経路

　これまで、病院側からの業務委託について検討を行ってきたが、本節では、受託側である給食委託会社からの視点で、病院給食における業務委託と地場産農産物導入可能性について述べる[11]。

　本研究が調査対象としたＡ社は、全国の医療機関および福祉施設を中心に、給食の受託業務をおこなっており、独自の食材購入ルートを保有している。

　Ａ社の食材購入のルートは、大きく２つに大別される。第１に、Ａ社の一括購入ルートである。第２に、これまで病院が購入してきた地元業者からの購入である。

　まず一括購入ルートについては、「全社一括購入」と「支店一括購入」が存在している。全社一括購入では、全国で展開するＡ社のスケールメリットを生かした安定的かつ安価な食材の仕入れが特徴である。この取扱商品としては、調味料を中心とした保存性の高い商品である。次に、支店一括購入では、各地域にある支店を中心に、生鮮食品を主に取り扱っている。野菜や果物等の農産物もこの支店一括購入に分類され、当該地域であれば、地方卸売市場にある仲卸業者１社から購入を行っている。他県においても、生鮮食品に関しては、Ａ社が地域の小売業者等と契約し、購入経路を確保している。

　なお、一括購入ルートについては、生鮮食品も含めた取扱商品すべてにおいて、トレーサビリティ可能な体制を確立していることに特徴がある。

　次に、地元業者からの購入とは、業務委託以前から病院と取引のあった業者との継続的な取引のことである。前述したとおり、Ａ社は自社のルートに関して、

第4章　病院給食における業務委託化と地場産農産物導入方策　113

配送・納品時の温度管理、衛生管理、トレーサビリティの確立、納品者の健康診断や検便検査を行っており、このルールを順守できるかを地元業者へ依頼する。地元業者が順守可能な時は、その購入ルートが継続されるが、順守が難しい場合は、それでも取引可能かを病院側に確認の上で、購入を行う。また、地元業者との取引について強く希望する病院については、契約以前に仕様書がある場合も多い。

　以上のような食材購入経路を整理し図4-12に示す。

　このA社が管理する一括購入ルートのメリットは、トレーサビリティが確立されていることに加えて、配送センターを経由し、食材を一元化し受託先ごとに混載することで、病院への納品は1日に1度となる。この時、一括購入以外にも、A社が契約する食品会社から乳飲料などの食材も配送センターに集められる仕組みになっている。このことから、病院側は、検品作業を軽減できる。

　また、このシステムがない場合は、盆や正月など市場が休業している際は、病院側が在庫を保管しなければならず負担となっていたが、センターもしくは、各取引業者が保管機能を有し、かつ365日の配送を行うことでその解消を実現している。

　ただし、実際には、業務委託契約時に病院から業者を指定されることも多く、一括購入ルートのみでは、食材購入はまかないきれていない場合が多い。具体的

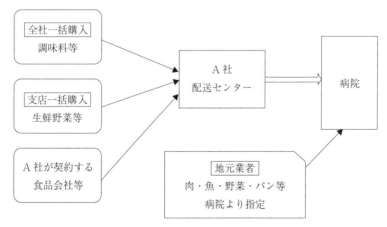

図4-12　A社の食材購入経路
資料：ヒアリング調査より筆者作成

には、小売店やJAなどからの購入や、メーカーを指定した調味料の購入などといった各受託先の要望にA社は対応している。

2　業務委託化での地場産農産物における対応と可能性

　A社においては、老人保健施設を中心に地場産農産物の使用を開始した。この活動動機は、担当地域における施設への地産地消が推奨される条例ができるための対応であった。活動内容としては、営業所が中心となり、各受託先へ地場産農産物の入荷情報を伝えるとともに、そのポスターやメッセージカードを作成し、活用するように各事業所へ依頼している。

　この活動を行った営業所担当者の考えは次の通りである。

　まず、課題として①地場産農産物の品目が少ない、②数量が不足している、③欠品のリスクが高い、をあげた。活動を県内産農産物に限定して開始したが、旬が短期間であり、1か月前には献立が決定している一方で、旬と提供時期の調整はかなり難しい。また、多くの受託先を抱えるため、それに対応可能な数量を揃えることは大きな課題であった。

　ただし、旬の食材や地場産農産物を使用することは推奨すべきであるとしている。具体的には、当該地域の特産物である桃を使用したいという要望がある受託先には、地元一括購入先である仲卸業者へ依頼し、傷みを軽減するために、配送センターを介さず、直接病院への納品を依頼している。今後、安定的な流通が確保できれば、地場産農産物の使用も増加するのではないか、としている。

3　給食委託会社における食材流通と地場産農産物

　A社のヒアリング調査を通じて、野菜に関する流通経路は、独自の購入経路を保有する給食委託会社においても地域性を重視していることが示唆された。これは、野菜の持つ保存性の低さや、長時間の輸送には不適切という特性があげられ、当該事例では、集荷・分荷・保管機能を有する地方卸売市場内の仲卸業者がその契約先となっていた。なお、対象とした給食委託会社の特徴は、取扱商品すべてに、トレーサビリティを確立し、配送センターへ一元化し、各受託先に納品することであった。このような、すべての食材を一括に管理することは、直営の病院とは異なる点である。

さらに、配送の一元化の一方で、地元業者からの購入に関しては、病院の意向により決定されていた。地場産農産物を使用する場合に重要となるのは、病院の委託契約時の意向である。これについては、高知病院の事例分析においても指摘した点である。

以上より、病院側、給食委託業者側の両者を対象に調査を行うことで、病院側の意向が地場産農産産物使用には最も重要であることが示唆された。

第6節　むすび

本章では、以下の点を明らかにした。

第1に、病院給食の業務委託化の歴史と、今日の給食市場における考察を行った。病院給食の業務委託化は、戦後の直営原則から、質を担保した上で行うという前提を持ちながらも、医療の合理化とともに拡大してきた。その目的は、病院側では、給食経営の合理化、専門性への期待があげられた。今日の病院給食において、その市場規模は、医療費の削減などから微減傾向にあるが、病院の経費削減等を目的に、委託率は増加していくことが推察された。

第2に、アンケート調査から、給食運営方法が地場産農産物の使用に与える影響を検討した。給食運営方法と、地場産野菜の使用率について直接的な相関関係は見られなかったが、全面委託と一部委託および直営について、その農産物の購入経路は異なることが明らかとなった。とくに、全面委託に関しては、給食委託会社からの流通が多く、一部委託および直営においては、小売店からの購入が多い傾向がみられた。また、全面委託においては、他社へ給食業務の権限を委譲しているために、地場産農産物導入の際の人材不足や、価格の不安定さへの不安といったコスト意識の強さが示唆された。一方で、直営では、数量不足や品目不足といった従来から地場産農産物の使用課題として指摘されてきた事項があがっていた。このことから、地場産農産物導入を検討する場合には、その病院の給食運営方法を考慮することが必要であることが明らかになった。

第3に、一部委託化しながら積極的な地産地消活動を行う高知病院とJA直販店かざぐるま市の事例から、業務委託化における活動根拠を検討した。地産地消を行える環境として、厚生連会長の意向、つまり経営者の明確な使用方針が存在

していることが活動を支えていた。また、その根拠をもとに、委託契約の内容への地場産農産物における使用方針の盛り込みが、委託環境における最も重要な要素であることを明らかにした。

第4に、全国の病院・福祉施設を中心に給食業務の委託を行うA社を対象に行ったヒアリング調査から、給食委託会社が保有する購入経路についても、野菜に関しては、その保存性の低さや、長時間の輸送には不適切という特性から、集荷・分荷・保管機能を有する地方卸売市場内の仲卸業者と契約し、配送センターを経由して納品される体制が確立されていた。なお、給食委託会社の特徴は、取扱商品すべてに、トレーサビリティを確立し、配送センターへ一元化し、各受託先に納品することであった。また、このような中で、地場産農産物を使用する場合には、病院の契約時の意向が最も大きい活動根拠となり、病院が希望すれば、指定の地元業者からの地場産農産物購入や、給食委託会社が保有する購入経路の中からの選択的な購入も可能であることを明らかにした。

注
1）医療関連サービス振興会［1］p.8 を参照。
2）鈴木ら［2］p.79 を参照。
3）病院が自ら実施すべき業務として、栄養管理については「病院給食運営の総括、献立表作成基準の作成」などが、材料管理については、「食材の点検、食材の使用状況の確認」がある。鈴木ら［2］pp.78 ～ 79 を参照。
4）鈴木ら［2］p.78 を参照。
5）医療関連サービス振興会［1］p.40 を参照。
6）加藤［6］pp.38 ～ 39 を参照。
7）医療関連サービス振興会［1］pp.66 ～ 67 を参照。
8）個人農家に関しては、全面委託については、回答が0だったため、直営および一部委託の2群間による検定を実施した。
9）2012 年 8 月のヒアリング調査を参照。
10）2012 年 8 月のヒアリング調査を参照。
11）2013 年 8 月のヒアリング調査を参照。

参考文献

［１］医療関連サービス振興会『平成 24 年度医療関連サービス実態調査報告書』2013

［２］鈴木久乃、太田和枝、定司哲夫編著『給食マネジメント論』第一出版、2011

［３］岡野孝信「業務委託と労働組合〜病院給食の業務委託に関して〜」『医療労働』392 号、
pp.3 〜 59、1997

［４］日本栄養士会『栄養日本』第 362 号、1986

［５］富岡和夫『給食経営管理実務ガイドブック』同文書院、2012

［６］加藤肇「給食市場の展望と戦略」『食品工業』第 54 巻第 17 号、pp.34 〜 40、2011

第**5**章

病院給食における地場産農産物導入の
意義と展開方策

第1節　はじめに

　前章までで、病院給食における地場産農産物の活用状況およびその事例について検討を進めてきた。本章ではここまでに得られた知見と新たな事例分析から、病院給食における地場産農産物導入の意義を明らかにし、その展開方策を示すことを目的とする。

　これまで、本研究では、厚生連病院における地場産農産物活用の事例分析とアンケート調査から、厚生連病院では活動の積極性に違いはあるものの、JAグループの一員であることを意識した『地産地消』を進めていることが明らかになった。

　病院給食における地場産農産物活用の意義については、池上が提唱する「アグロ・メディコ・ポリス」を援用し、「病院給食において地場産農産物を活用することは、食が農業・農村と医療を媒介し、地域内の経済的・物的循環を促進することがあげられ、購入者と最終消費者（喫食者）が一致しない給食においてもその活動は一定の意義を有している」としたが、今後、地場産農産物が病院給食においてさらに活用されるためには、地域内の経済的・物理的循環が生み出す具体的な効果や、その発生過程を明らかにする必要がある。このことが、厚生連病院を中心とした活動から、一般病院における普及の促進要件となるだろう。

　よって、本章では、病院給食における地場産農産物導入の意義と効果について検討し、それに基づいて、今後の展開方策について明らかにする。

　第1に、国立病院機構石川病院（以下、石川病院と略す）における活動の効果を、部署内、部門間、病院外に分類し分析する。本事例からは、一般病院における地場産農産物の調達の制約と、給食部門の業務委託化を含めた栄養管理部門

第5章　病院給食における地場産農産物導入の意義と展開方策　*119*

と給食提供部門の乖離という課題が指摘され、ここから一般病院に普及するための課題を改めて整理する。

第2に、これまでの事例分析にさらに検討を加え、病院給食における地場産農産物の具体的な効果について明らかにする。

第3に、これまでのヒアリング調査およびアンケート調査から病院給食における地場産農産物活用の定義づけを行い、活動の展開方向について検討する。さらに、厚生連病院を先行事例とする病院間での普及方向について明示する。

第2節　石川病院の事例

1　石川病院の概要と地場産農産物使用の経緯

石川病院は、1939年2月に開設された。加賀市の中でも広大な松林の中にあり、北方に2kmの所に日本海が広がっている。

当病院の栄養管理室[1]は管理栄養士3名、調理師9名の直営給食で運営されている。平均食数は約570食／日（1回約190食）、食材料費は約250円／食（1日約750円）であった。従来から地場産農産物を使用してきたが、活動が活発化したのは、活動の中心となる室長（以下、担当者）の赴任がきっかけだった。この担当者は、これまで関東信越の病院を中心に勤務しており、病院給食の喫食率の悪さを懸念するとともに、食べ慣れた郷土料理や地域で親しまれている料理を提供することで喫食率が上昇することを経験的に認識していた。

そこで本地域で昔から食べられてきた加賀野菜の使用をはじめとした郷土料理の提供を開始した。ただし、価格が高い加賀野菜を使用するためには、食材料費の上昇に対する経営者の理解が必要である。そのため、担当者は、院長の検食[2]の際に、それらを提供し、美味しさを実感してもらうことで、活動に対する理解と、予算制約の緩和を得た。ここより喫食率向上に向けた石川病院の地産地消活動が始まった。

2　購入業者選定における制約条件

石川病院で使用される野菜は、地元の小売店2軒から購入されている。この2軒は、取引期間も長く、大量調理施設衛生管理マニュアルにも準拠した衛生管理

の遵守とそれに伴う書類提出などをクリアしている。各食材の購入先は2軒から見積もりを取り選定する。このような書類提出や見積もりは保健所監査や病院機構の取り決めであり、給食運営の中でも必須事項である。なお、地場産農産物を指定で購入したい場合は、小売店に産地を指定し、納品を依頼する。

　担当者は、近隣にあるファーマーズマーケットで販売される農産物を給食に使用したいと考え、JAへ購入依頼を行ったが、配達などの問題から実現しなかった。JAからの納品を希望する理由として、地場産農産物を確保することに加え、給食運営上、前述した見積もりや衛生管理に関する書類が必要であり、それらに対する対応がJAならば可能ではないかと考えていたためである。

　現在、石川病院においては、地場産農産物を市場を経由した小売店からの購入に頼っているが、担当者の希望している、より地場産を意識した食材購入のためには、JAなどの生産側との連携体制の構築が課題としてあげられる。

3　地場産農産物活用を通じた給食提供部門における専門性の発揮

　当病院の食を通じた活動は次の6点である。①毎月1回程度、病院給食への加賀野菜を中心とした地場産野菜の使用、②地場産野菜を使用した郷土料理の提供、③食に関する市民公開講座の開催（写真5-1、5-2、5-3、5-4）、④広報誌への活動の掲載、⑤病棟へのスイーツと飲み物のワゴンサービス、⑥調理師が病棟訪問を行い食事に対するアンケートの実施と献立への反映、である。

　石川の郷土料理は、「加賀料理」とも呼ばれ、その中心となる加賀野菜は高級野菜として知られているが、もともと加賀料理は庶民的な郷土料理であり、これらを病院給食として提供している。この活動を支えたのは、調理師である。栄養管理室では、調理師9名を、地産地消チーム、ワゴンサービスチーム、嚥下食チームに分け、管理栄養士、調理師が持つ専門性を活かしている。調理師は、その土地で食べられてきた郷土食や食材を理解しており、献立の提案や試作を積極的に行うなど本活動に対する意識が高い。

4　給食提供部門及び関連部署への波及効果

　石川病院における地産地消活動は、病院全体を巻き込んだ取組であり、主な波及効果として次の3点がある。

第5章　病院給食における地場産農産物導入の意義と展開方策　121

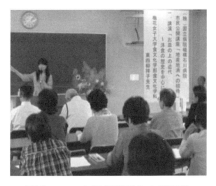

写真 5-1　市民公開講座の様子①
資料：石川病院提供

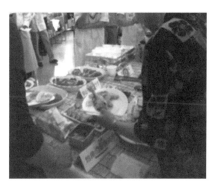

写真 5-2　市民公開講座の様子②
資料：石川病院提供

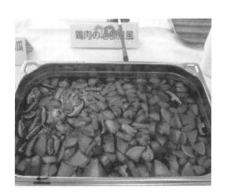

写真 5-3　市民公開講座にて提供した料理①
資料：石川病院提供

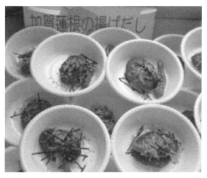

写真 5-4　市民公開講座にて提供した料理②
資料：石川病院提供

　第1に、栄養管理室内で仕事に対するやりがいや責任感の強化である。これまで調理師は厨房の中にいることが多かったが、病棟で患者と会話を行い、自らが議論し考案した食事を提供することで患者が喜んでくれているという実感を持つ。
　また、石川病院へ長く勤務する管理栄養士によれば、担当者赴任以前は地場産農産物の使用のみに留まっていたが、目に見える活動と活動のPR活動を行うことで、周囲から活動が認められ、活動に連続性ができてきたことを実感していた。
　第2に、院内の栄養管理室に対する意識改革である。食事のおいしさや目に

見える形での取組は、活動の認知度の向上につながり、他部署から評価されることとなった。

第3に、病院としての独自性の明確化である。食に関する公開講座は、国立病院機構の中でも稀であり、機構にも特徴的な活動として報告されている。

これらの波及効果を見ていくと、地産地消が地場産農産物を使用するという部内での活動に留まらず、調理師や管理栄養士の仕事のやりがい、院内外での給食部門への評価の高まり、食事が大切であると誰もが感じる環境づくりに通じ、これらが、結果的な予算制約の緩和と理解を生むことで、より質の高い給食提供に寄与するという循環を形成していた。

5 病院内における給食提供部門のあり方とコスト意識

石川病院の担当者によれば、本活動における患者の喫食率の向上は、薬剤の使用量の減少、治療効果の上昇などに寄与するものであり、活動を通した食材料費の上昇は「グローバルコスト」の視点からは、比較的小さい負担であるとしていた。

また、担当者は、現在の栄養管理部門はNST[3]や医療的な立場からの患者へのアプローチとそれらに関する専門性の発揮が求められる傾向が強いが、栄養部門独自の食事や食を通した専門性の発揮も再度見直す必要性を指摘していた。

当病院においては、食事を通して、医療に貢献するという強い意識がみられ、その手段として地産地消があると言える。

6 病院給食における地場産農産物活用の効果と課題

当該事例は、これまで本研究で取り扱ってきた厚生連病院とは成り立ちが異なり、組織的な背景はない。このような中で、担当者は給食の質の向上をめざし、地場産農産物を戦略的に使用していた。

その特徴は、活動の効果として、院内外での給食部門への評価の高まり、食事が大切であると誰もが感じる環境づくり、調理師や管理栄養士の仕事のやりがいなどがあげられ、これらが、結果的な予算制約の緩和と理解を生むことで、より質の高い給食提供に寄与するという良循環が形成されていた点にある。予算制約の緩和であるが、前章までに取り上げてきた事例においては、経営者の方針とい

うトップダウン方式での活動が多かったが、当該事例では、担当者のリーダーシップが強く影響しており、それが経営者の理解を生んでいたことにも注目すべきであろう。

このような循環は、序章で指摘した二木の、地産地消活動は、「やはり地域に根差した『食』と『農』と『健康』と『環境』に関する農業者と消費者（子どもを含む）の啓蒙・啓発・学習・体験等諸活動の積み重ねのなかから培われていくべきもので、新しい生活価値観の形成・共有ということ」に当てはめると、部署内での郷土料理への関心や学習が管理栄養士や調理師の専門性を高め、それが給食の質の向上へ寄与しながら、食事のおいしさが、他部署への食が大切であるという啓蒙・啓発につながり、病院が裁量権を持つ食材料費の制約緩和に影響していく、という波及効果につながっていた。

さらに、担当者が指摘する栄養部門の食事を通した専門性の発揮は、給食提供部門と栄養管理部門が分離していく中での、双方向性のない業務委託化に注意を促すものであり、注目しておかなければならない。

ただし、課題として次の2点があげられた。

第1に、農業者の視点の欠如である。一般の病院において地場産農産物、とくに地域の農家が生産した農産物の購入を検討した場合、その購入経路開拓は、病院担当者の努力に委ねられている。当該事例では、農家組織やJAなどが、配達機能に代表される給食に対応可能な機能を有しておらず、希望する農産物は市場へ頼らざるを得ない状況が課題として明らかとなった。このような、地場産農産物を地域に流通させ、その認知度を高めるためには、農業者単独ではなく、一定の組織化した団体が必要であり、JAなどの地域対応が必要であることが指摘される。

第2に、事業の継続性に対する不安である。第1章の学校給食における課題でも記したが、給食担当者である栄養士の個人的な努力によって支えられてきたこのような活動は、担当者の異動などにより継続が困難になる危険性を含んでいる。その課題克服のためには、活動を継続するための使用方針を明確にするといった基盤整備が必要である。

第3節　病院給食における地場産農産物導入の意義

1　地域社会を支える病院

第2章において取り上げた佐久病院の事例では、JA佐久浅間加工センターとの協同による国産カット野菜導入を進めていた。佐久病院は、農村医療の拠点と言われ注目されてきたが、一方で建物の老朽化、医療圏の拡大、一般医療と専門医療の混在という問題を抱えている。そのため当院は、その機能を整理し、「地域医療センター」と「基幹医療センター」へ分割し、あらたな医療体制を構築しようとしている。このような病院の再編の中で、給食部門においては、地域で治療食を必要とする患者に対し、病院と同様の食事を提供することや、分院への配食なども視野に入れたセントラルキッチンを導入することとなった。

セントラルキッチン化により、これまで独自に行ってきた地場産農産物の使用などへの影響は注視していくべきであるが、病院による一般家庭への配食サービスは、新たな地域の栄養活動であり、高齢社会における対応として評価できるものである。地域の新たなニーズに絶えず対応していくことは、病院の責務であるとともに、当病院には、その期待が寄せられていることも推察できる。このような中で、管内JAとの協同による国産カット野菜の導入という地産地消の宣言は、地域から病院への「まなざし」を向けさせるものであり、活動の継続への根拠となり、給食の質の維持や向上へ寄与することが考えられる。

2　地域社会へ開かれた病院給食

前項では、病院と地域社会との関係からその意義をみた。病院給食における食材管理とは、病院という閉ざされた組織の中にあり、その実態は外部からは見えない。かつて「まずい・冷たい・早い」と言われてきた給食は、温冷配膳車の導入や夕方6時以降の食事提供など、給食制度の整備を通じて改善されてきた。ただし、業務委託化によるコスト削減や、食材料費の制約といった外部からは見えない課題を抱えていることも事実である。

病院給食が地場産農産物導入を行うことで、地域とのつながりや地域に開かれた病院となり、病院の透明性を高めることとなる。この透明性を高めることで、

第5章　病院給食における地場産農産物導入の意義と展開方策　*125*

コスト重視から脱却し、地域農業に配慮した給食運営が可能になる。これこそが、本活動の意義の一つといえる。

　さらに付け加えれば、地場産農産物を活用するためには、部門内での学習が行われ、その中での意識の高揚が起こり、それが質の高い食事提供につながる。鮮度が高い地場産農産物を給食に使用することで、給食の質の向上につながるというこれまで指摘されてきたメリットはもちろん肯定すべきものであるが、使用を通じた関係者の努力がそれらを規定しているのである。病院の給食の質を構成する要素を、①人材（技能）、②材料（材料費）、③病院給食業務に対する労働者の意識、であるとするならば[4]、地場産農産物活用は各要素の底上げを実現しており、これこそが給食の質を高めるメカニズムであるといえる。

第4節　病院給食における地場産農産物導入の方向性

1　病院給食における地場産農産物導入の全体像と展開方向

　はじめに、これまでの事例分析とアンケート調査から、病院給食における地場産農産物活用すなわち地産地消を次のように定義づける。病院給食における地場産農産物活用は「地域農業を意識し、地場産農産物を優先的に使用することで、病院と地域農業の間で、一定の経済的・物理的循環を形成し、給食の質を高めるとともに、地域農業と病院との、間接的・直接的な学びあいが、根強い日本農業を支える概念形成に寄与すること」である。

　この定義を踏まえて、病院給食における地場産農産物の流通経路と今後の展開方向を図5-1に示した。次からは、本活動の展開において重要な構成要素を6点あげる。

　第1に、病院特性にあった地場産農産物の購入経路の確保である。複数の流通経路を示したが、どこからの納品が可能かは、病院の立地する条件や病院の開設主体（厚生連病院もしくは一般病院）などにより異なり、それぞれに合わせた検討が必要である。ただし、連携先を検討する場合に、病院単独に任せるのではなく、JAや地方自治体などといった青果物流通や地域農業の特性を理解した人材・組織の介入が必要である。とくに、JAにおいては、納品者としてはもとより、第3章であげられた農業におけるさまざまな地域資源を有する団体として、

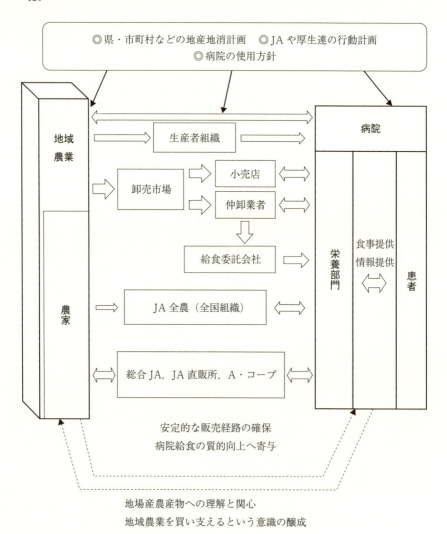

図5-1 病院給食における地場産農産物活用の展開方策
資料:筆者作成

病院と農業者（もしくは、地場産農産物を納品可能な事業者）のマッチングといったコーディネーターとしての役割は重要であり、地域の農業振興の軸となることが求められる。

第2に、地場産農産物購入のための行動計画の策定である。この主体は、地方自治体と病院である。とくに、病院独自の計画はもとより、地方自治体における地産地消の取組に病院給食が含まれることはまれであり、計画への盛り込みは、第4章の給食委託会社が、条例制定を契機に高齢者施設における地産地消を開始したように、給食委託会社などへも影響も考慮すれば、地方自治体の計画は重要である。また、病院における行動計画の策定もしくは活動の方針の明確化は、予算制約の解消や、活動の根拠として必要不可欠である。

第3に、地域農業（農家）と病院との相互関係の形成である。病院は新鮮かつ地域特性のある農産物を使用することで給食の質を高め、農家は安定的な販売経路を確保する。このことは、農産物の需要拡大や農家所得の向上に、急激な変化をもたらすものではないが、地域にこれらの資源が存在し続ける基礎となるとともに、安定的な相互関係があることが本活動の継続の基盤となる。

第4に、地域に開かれた透明性の高い病院（給食部門）となることである。給食の食材料は、地域からも患者からも、その実態を見ることができない。しかし、本活動を行うことで、その所在が明らかとなり、これが地域から病院への「まなざし」となり、食材料費の抑制に代表されるコスト削減から、地域農業に配慮した給食運営を可能にする。

第5に、病院内での食事に対する意識の向上である。これは、地域に開かれた病院であるとともに、院内においても、食材料から配慮された食事は評価されるだろう。このような食事を大切にする環境づくりが、活動評価につながり、活動の継続性を担保する。

最後に、これまでの5点を踏まえた上に、第6の要素として、病院から地域農業に対する意識の向上があげられる。アンケート調査において、全国的に地場産野菜を常用している病院は58％であり、7割以上が国・都道府県・市町村内産を意識していた。国産や地場産といった農産物を継続的に使用し続けられる農業を望む以上、病院にもそれを選択し、買い支えていく義務があり、なおかつ、全国的な使用率から見れば、地場産農産物を使用する可能性は高いと言えよう。

一方で、病院給食における収入は国で定められており、病院給食における地場産農産物の選択的使用が、第一義ではないことはこれまで論じてきた[5]。だからこそ、自然発生的な取組ではなく、地場産農産物活用を活動として開始し、それが社会的に評価されることが必要なのである。一般的に活動は継続的に行うことで事業となることが求められるが、地産地消は、活動を通じた各主体が、間接的・直接的に学びあい続けることが重要であり、活動を活動として継続していくことに意味がある。これこそが、根強い日本農業を支える概念形成への一助となる。

さらに、病院給食における地産地消を進める上で必要な視点を、これまで取り上げてきた事例から検討していきたい。

図5-2には、本章で取り上げた石川病院、第4章で取り上げた高知病院、第

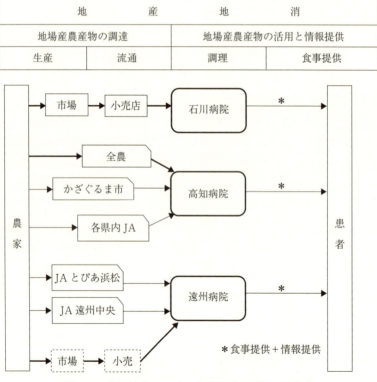

図5-2　病院給食における地産地消の活動の全体像
資料：筆者作成

3章で取り上げた遠州病院における食材購入から給食提供までの流れを図説した。この食材購入経路をみると、石川病院は小売店から、高知病院はJA直売所や全農などから、さらに遠州病院ではJAと小売店を組み合わせており、その購入先には違いはあるが、患者へ意識的に食事と組み合わせて情報提供を行っていることは共通している。

　病院給食における地産地消は、食材購入者と最終消費者（喫食者）が一致しないため、患者は情報を伝えられなければ、活動を認知することも、地域の食材であることも認識できない。よって、地産地消には「地場産農産物の調達」と「地場産農産物の活用と情報提供」が存在し、この両者が揃ってこそ、地場産農産物が患者まで届くと言えよう。

2　病院間における活動の展開方向

　前項では、病院給食における地場産農産物導入の全体像と展開方向を示した。ただし、地場産農産物導入が活発化し、普及してくためには病院間での段階的な展開が必要である。第2章において、厚生連病院を先行事例とすることを提案したが、本節ではこの展開方向を具体的に明らかにする。

　まず、病院間の活動の展開方向について図5-3に示した。まず、活動が活発な厚生連病院を左上とし、その展開方向は①厚生連病院から厚生連病院への「厚生連間での活動」展開、②厚生連病院から一般病院への「地域内での活動展開」、③一般病院から一般病院への「地域内での活動普及」の3段階である。

　この方向に活動を展開するためには次の視点が重要である。

　まず、①厚生連病院から厚生連病院への「厚生連間での活動」展開である。第2章でとりあげた長野県新町病院の事例からは、病院担当者の地域貢献への強い意識があげられた。この動機づけとして、同県内厚生連において地産地消が活発であるという意識を持ち、なおかつ厚生連病院が地域の農業者に望まれて設立されたという設立の理念を理解していたことがある。このような考えを、担当者は研修会などを通じて理解し、かつ他病院の取組に関する情報を収集していた。同地域に先進事例があることで、活動に対する肯定感の高まり、厚生連病院としての周囲からの期待などを感じ、これが活動に対する困難性を低下させる。とくに、先進事例の病院が具体的な購入経路を示すこと、活動の具体例を聞くことは

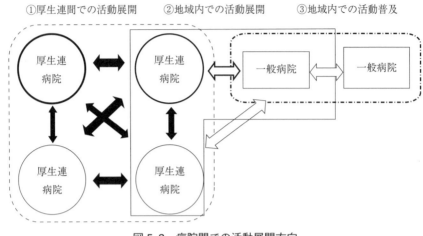

図 5-3　病院間での活動展開方向
資料：筆者作成

活動への積極性を高める。なお、この厚生連間の活動については、各県厚生連や各病院間でのつながりを示しており、県内という地域限定的な範囲を示すものではない。

次に、②厚生連病院から一般病院への「地域内での活動展開」である。先進事例もしくはそれに影響された厚生連病院が地域にあることは、地域で活動が可能であるという証明になる。この時、厚生連病院には、活動を行うとともに、それを地域社会にアピールすることが求められる。本章第 2 節でみたように、活動を病院内で終わらせるのではなく、地域社会へ公表することで、活動に対する評価を得るとともに、一部の活動へ関心のある一般病院へ活動が拡大する。こうして、次の活動への良循環が始まる。

最後に、③一般病院から一般病院への「地域内での活動普及」である。厚生連病院の活動が一般の関心の高い病院へ普及し、その購入経路や活動が社会的にも認知され、評価されれば、その他の一般病院においても活動を行うことが当然であるという環境を醸成する。

なお、本展開方向は、厚生連病院を基軸に論じている。これについては、厚生連病院が JA グループの一員であり、地域農業に視点を置く根拠を有してい こ

と、かつ本活動を積極的に行う病院が各地に存在することがあげられる。しかしながら、本章第2節で示した一般病院においても、その活動の中心になることは可能である。

以上のように、病院給食における地場産農産物導入は、学校給食にみられる教育的視点を含めた政策主導型の活動に比べ、事例先行型の活動であり、現在ある事例から学び、ここから必要な政策を立案し普及していくべきことを本節では明らかにした。

第5節　むすび

本章では、以下の点を明らかにした。

第1に、厚生連ではない一般病院を事例として取り上げ、一般病院における活動展開とその効果について検討を行った。活動の中心は栄養部門担当者であり、そのリーダーシップが効果的な活動展開へ寄与していた。さらに、活動の効果として、院内外での給食部門への評価の高まり、食事が大切であると誰もが感じる環境づくり、調理師や管理栄養士の仕事のやりがいなどがあげられ、これらが、結果的な予算制約の緩和と理解を生むことで、より質の高い給食提供に寄与するという循環を形成していた。担当者は、栄養部門の食事を通した専門性の発揮はその重要な役割であり、業務委託化が進展し、給食運営を別組織化することに対して不安視していた。地場産農産物を活用し、よりよい給食提供を行うためには、部署内での機運の高まりや調理師の協力といった体制が必要であることが示唆された。

なお、本活動の課題として次の2点があげられた。1つに、生産側と病院との直接的な連携体制構築の困難さである。農業とのつながりを持たない一般病院において、その購入先開拓は病院担当者に委ねられているが、病院が地場産農産物の使用を希望しても、地域内のJAや直売所は病院への納品体制を有していなかった。給食における納品者を地域で育成していくことは、今後の残された課題の一つである。もう1つが、事業の継続性に対する不安である。管理栄養士の個人的努力によって支えられてきたこのような活動は、担当者の異動などにより継続が困難になる危険性を含んでいる。その課題克服のためには、活動を継続す

るための使用方針を明確にするといった基盤整備が必要である。

　第2に、厚生連病院における事例から病院と地域社会との関係からその意義を
みてきた。当該事例では、地域への治療食の配食や高齢化への対応といった地域
のニーズに応える中で、地産地消の宣言を行っており、地域から病院への「まな
ざし」があることで、活動の継続への根拠となり、給食の質の維持や向上へ寄与
することが考えられた。病院給食における食材管理とは、病院という組織の中で、
その実態は外部からは見えない。しかしながら、病院給食が地場産農産物導入を
行うことで、地域とのつながりや地域に開かれた病院となり、病院の透明性を高め
る。この透明性を高めることが、本活動の意義の一つといえる。

　さらに付け加えれば、地場産農産物を活用するためには、給食部門内での意識
の高揚が起こり、部門内での学習が行われ、それが質の高い食事提供につなが
る。鮮度が高い地場産農産物を給食に使用することで、給食の質の向上につなが
るというこれまで指摘されてきたメリットはもちろん肯定すべきものであるが、
使用を通じた関係者の努力がそれらを規定していることも指摘された。病院の給
食の質を構成する要素を、①人材（技能）、②材料（材料費）、③病院給食業務に
対する労働者の意識、であるとするならば、本活動は各要素の底上げを実現して
おり、これこそが給食の質を高めるメカニズムであることを明らかにした。

　第3に、病院給食における地場産農産物導入の方向性について、その定義お
よび活動全体の展開方向と、病院間での普及の方向性について検討した。

　はじめに、これまでの事例分析とアンケート調査から、病院給食における地場
産農産物活用すなわち地産地消を「地域農業を意識し、地場産農産物を優先的に
使用することで、病院と地域農業の間で、一定の経済的・物理的循環を形成し、
給食の質を高めるとともに、地域農業と病院との、間接的・直接的な学びあい
が、根強い日本農業を支える概念形成に寄与すること」と定義した。

　この定義を踏まえて、本活動の展開において重要な構成要素を6点あげた。

①病院特性にあった地場産農産物の購入経路の確保である。ここでは、複数
　の流通経路を示し、その中で病院の立地する条件や病院区分を考慮し、適
　切な流通経路を選択することを明らかにした。ただし、購入先を検討する
　場合に、JAや地方自治体などといった青果物流通や地域農業の特性を理解
　した人材・組織の介入が必要であることを指摘した。とくに、JAにおいて

第5章　病院給食における地場産農産物導入の意義と展開方策　*133*

は、納品者としてはもとより、第3章であげられた農業におけるさまざまな地域資源を有する団体として、病院と農業者（もしくは、地場産農産物を納品可能な事業者）のマッチングといった役割を有しており、地域の農業振興の軸となることが求められた。

②地場産農産物購入のための行動計画の策定である。この主体は、地方自治体と病院である。とくに、病院独自の計画はもとより、地方自治体における地産地消の取組に病院給食が含まれることはまれであるが、計画への盛り込みは、第4章の給食委託会社が、条例制定を契機に高齢者施設における地産地消を開始したように、給食委託会社などへの刺激になることが考えられる。また、病院における行動計画の策定もしくは活動の方針の明確化は、予算制約の解消や、活動の根拠として必要不可欠であることを明らかにした。

③地域農業（農家）と病院との相互関係の形成である。病院は新鮮かつ地域特性のある農産物を使用することで給食の質を高め、農家は安定的な販売経路を確保する。このことは、急激な農産物の需要拡大や農家所得の向上に、急激な変化をもたらすものではないが、地域にこれらの資源が存在し続ける基礎となるとともに、安定的な相互関係があることが本活動の継続の基盤となることを指摘した。

④地域に開かれた透明性の高い病院（給食部門）となることである。給食の食材料は、地域からも患者からも、その実態を見ることができないが、本活動を行うことで、それらが明らかとなり、さらに、地域から病院への『まなざし』があることで、食材料費の抑制に代表されるコスト削減から、地域農業に配慮した給食運営を可能にする。

⑤病院内での食事に対する意識の向上である。食材料から配慮された食事は評価されるだろう。このような食事を大切にする環境づくりが、活動評価につながり、活動の継続性を担保する。

最後に、これまでの5点を踏まえて、⑥病院から地域農業に対する意識の向上である。アンケート調査において、全国的に地場産野菜を常用している病院は58％であり、7割以上が国・都道府県・市町村内産を意識していた。農産物を継続的に使用し続けられる農業を望む以上、病院にもそれを選択し、買い支えていく義務があり、なおかつ、その使用率から見れば、地場産農産物を使用する可能

性は高いと言えよう。一方で、予算制約をはじめとした課題もある。だからこそ、地場産農産物活用を活動として開始し、それが社会的に評価されることが必要なのである。地産地消は、活動を通じた各主体が、間接的・直接的に学びあい続けることが重要であり、活動を活動として継続していくことに意味がある。これこそが、根強い日本農業を支える概念形成への一助となることを明らかにした。

　また、地産地消を進める上で必要な視点として、地産地消には「地場産農産物の調達」と「地場産農産物の活用と情報提供」が存在し、この両者が揃うことで、地場産農産物を使用したことが患者に届くことを指摘した。

　さらに、病院間での普及方向として、次の3方向を示した。

　まず、①厚生連病院から厚生連病院への「厚生連間での活動」展開である。第2章でとりあげた長野県の新町病院の事例から、地域内での活動の活発化と、厚生連病院として地域農業に対する貢献を意識していることが明らかとなった。このことより、先進事例があることで、活動に対する肯定感が高まり、厚生連病院としての周囲からの期待などを感じ、これが活動に対する困難性を低下させることを明らかにした上で、先進事例の病院が具体的な購入経路の提示、活動の具体例を示すことで、厚生連病院間で活動への積極性を高めることを指摘した。

　次に、②厚生連病院から一般病院への「地域内での活動展開」である。先進事例もしくはそれに影響された厚生連病院が地域にあることは、地域で活動が可能であるという証明になる。この時、厚生連病院には、活動を行うとともに、それを地域社会にアピールすることが求められた。その活動を病院内で終わらせるのではなく、地域社会へ公表することで、活動に対する評価を得るとともに一部の活動へ関心のある一般病院へ活動が拡大する。こうして、次の活動への良循環が始まることを明らかにした。

　最後に、③一般病院から一般病院への「地域内での活動普及」である。厚生連病院の活動が一般の関心の高い病院へ普及し、その購入経路や活動が社会的にも認知され、評価されれば、その他の一般病院においても活動を行うことが当然であるという環境を醸成することを明らかにした。

　以上のように、病院給食における地場産農産物導入は、学校給食にみられる教育的視点を含めた政策主導型の活動に比べ事例先行型の活動であり、事例から活動を普及していくべきであることを明らかにした。

注

1 ）2013 年 2 月のヒアリング調査を参照。
2 ）でき上がった食事が計画どおりに安全で安心して食べることができる食事であるかを確認すること。調理後、対象者に提供する前に、各料理の栄養量、質、盛付、味等を点検し、記録する。
3 ）NST（nutritional support team）栄養サポートチームとは、患者に対して最適な栄養管理サービスを医師、看護師、薬剤師、管理栄養士、臨床検査技師などの多職種で構成するチームで行うことである。
4 ）岡野［2］p.14 を参照
5 ）序章pp.3 ～ 4 を参照

参考文献

［1］盛岡正博「地域に求められる医療活動 ― JA 長野厚生連の取り組み」『JC 総研レポート』第 17 号、pp.10 ～ 16、2011
［2］岡野孝信「業務委託と労働組合～病院給食の業務委託に関して～」『医療労働』392 号、pp.3 ～ 59、1997

終 章

結 論

第1節　各章の要約

本研究の課題は、病院給食における地場産農産物導入の今日的意義を明らかにするとともに、その展開方策を提言することにあった。

近年、地産地消が注目される一方で、給食分野における地場産農産物の普及率はきわめて低い。この背景として、給食経営は、栄養管理的側面と経営管理的側面の管理・統制から成り立っており、地場産農産物の選択的使用が、食材料管理における優先度の高い項目ではないこと、給食では個人消費に比べ地場産農産物を意識的に購入するには、既存の取引先の見直しなどの課題があること、などがあげられた。しかしながら、地産地消が、輸入農産物に対する国産農産物の優位性を広め、深める活動と捉えれば、安価な輸入農産物やそれに準ずる加工品の使用も懸念される給食分野において、本活動を展開する意義は大きい。このような視点に立ち、本研究では、地域に根ざした社会資本の一つである病院を対象に、地場産農産物導入の今日的意義と具体的な導入方法について検討を進めた。

この課題に対し、本研究では5つの章によってアプローチしてきた。各章を要約すれば、以下の通りである。

第1章「病院給食における食材調達と地産地消の動向」では、本研究が対象とする病院給食の一般的特徴を示すとともに、その食材購入経路を明らかにした上で、地場産農産物の全国的な使用状況について考察を行うことをめざした。

病院給食の一般的特徴として、給食経営は、栄養管理的側面と経営学的側面から成り立っており、その両者を満たすことが要求されていた。とくに集団給食における法的根拠として健康増進法があるが、そこには適正な栄養管理を行うことが記されており、飲食店などの営利を目的とした営業給食とはその目的が異なる

ことを示した。さらに、病院給食は治療の一環であり、目的は疾病の回復に寄与することであった。次に、食材料の購入に大きな影響を与える給食の費用については、入院時食事療養によって1食の金額が規定されており、この金額が給食部門における病院の収入源となるが、食材料費が占める割合については病院に裁量権があるため、病院の方針が食材料費を規定することを明らかにした。

次に、病院給食における納品者の要件として、2つの事例分析（府中市民病院と河面食料品店、屋島総合病院と丸二青果）を行った。病院給食では、入退院による食数変化や病態に応じた毎食の食事提供のため、当日使用する品目を、少量かつ正確な重量で取り揃える集荷・分荷機能、数量不足時の急な対応を含めた配達機能が求められており、小売店や仲卸業者が病院給食の納品者として活用される背景を明らかにした。

さらに、病院給食と比較すれば、地場産農産物導入の政策的推進がなされている学校給食における現状分析では、その食材の流通経路は国の政策に大きな影響を受けてきたことがわかるが、近年では、教育的視点から地場産農産物の導入をめざしていた。これに対し、保護者などからの高い評価を受けており、これが今日の活動展開の基盤となることが指摘できた。病院給食においても、このような根拠を明示することが、活動の基盤整備につながることが示唆された。

さらに、全国的な地場産農産物の使用動向であるが、地場産野菜について、「ほぼ毎日使用」と回答した病院は56.3%と約半数であり、その購入先は6割以上が小売店からの購入であった。なお、JAや生産者組織、個人農家、直売所といった農業者などからの購入は22.8%で、絶対的にも相対的にも多いとは言い難いものであった。また、実際に行っている活動をみてみると、「地場産農産物を使用し、季節や旬を意識した食事を提供」「地場産農産物を使用し、郷土食の提供」などといった食事の中で季節感や地域性を意識していることがわかるが、「とくに意識していない」病院も3割近くに上っており、意識的な活動展開を行っていない病院があることも明らかになった。最後に、地場産農産物の使用課題とその解決方策であるが、「必要数量の不足」「必要品目の不足」「価格が不安定」「欠品リスクの高さ」「収穫時期の不明確さ」といった学校給食と類似した結果が示されており、その課題解決方策もこれらに対応するものであった。全国的にみれば、学校給食の地場産農産物導入時に指摘されてきた課題とほぼ同様の結

果が得られていた。

第2章「厚生連病院と地産地消」では、厚生連病院の地場産農産物使用状況を明確化し、農業協同組合の一員としての病院給食のあり方を示した。

はじめに、池上甲一の提唱する「アグロ・メディコ・ポリス」を援用し、病院給食と地域農業の関係性を検討した結果、農業と医療の経済的・物的循環については、農産物と販売金額に置き換えることができることを指摘した。次に、病院給食における地場産農産物の導入は、急激な農産物の需要拡大には直結しないものの、病院は地域農業を、地域農業は病院を意識しながら、相互的な関係を構築することで、社会生活の基盤としての農業や食を守る、意識的な取組自体が意義深いことを明らかにした。さらに、農業と医療を結ぶ「食」については、病院給食では、治療の一環であるとともに、その地域性を表現し、患者の精神的な豊かさにも寄与するものであった。以上のように、病院と農村という重要な資源の有機的なつながりは、両者にとって有益であることが示唆された。

次に、厚生連病院の歴史的変遷と概要について明らかにした。厚生連病院は、農民に望まれて誕生し、農村医療の中心を担っていた。さらに、厚生連病院は、JAグループの一員であり、あくまでもその事業の一部である。よって、協同組合の特徴である三位一体性を無視することはできないことから、地域農業に視点を置き、病院と農村との相互的な関係性を構築することは、事業を通じた組合員活動であると定義できた。

さらに、山間地域に複数の分院を持つ厚生連病院の事例分析（佐久病院とJA加工センター）を行った。当該事例からは、地域拠点病院としての機能を求められ、セントラルキッチン導入による衛生的かつ合理的な給食システムの構築と、国産もしくは地場産のカット野菜の導入を通じた地域農業への貢献という2点を、JAカット野菜加工工場との協同により実現しようとしていた。この取組が、本格導入されれば、病院、加工センターの両者に互恵的な関係が構築できる可能性を含んでいることが明らかとなった。さらに、当該事例では、厚生連病院として新施設建設の際に地産地消を宣言しており、これが組織としてのあり方を規定し、活動の継続性を担保すると考えられた。

また、山間地域に立地する厚生連病院の事例分析（新町病院とAコープ）では、Aコープからの系統利用が行われてきたが、系統利用が、地産地消という活動へ

展開した背景として、病院担当者の地域貢献への強い意識があげられた。この動機づけとして、①外部環境として、同地域の複数の厚生連病院が類似した活動を行っており、その活動を行うことは厚生連病院として重要な活動であるという認識があったこと、②内部環境として経営者の積極的な姿勢があったことがあげられた。

　最後に、全国的な厚生連病院の地場産農産物活用状況について、アンケート調査から検討した。全国的に、厚生連病院における地場産農産物の常用率は52.0％であった。なお、この使用率に関して、使用量や品目については不明であり、高いとは判断できない。しかしながら、厚生連病院においては、一般病院と比べれば、「ときどき使用」については使用率に有意な差がみられ、その使用背景が異なり、病院グループの意向が存在しているとともに、病院の管理栄養士自身も、その活動を求められていることを感じていることが明らかとなった。今後、厚生連病院は、病院給食における地場産農産物導入において、先行事例となりうることが考えられた。

　第3章「農業協同組合における病院給食への対応と課題」では、JAの病院給食における対応と課題を示した。

　まず、JAにおける地域対応は、共助・共益の組織である協同組合において、その事業の範囲内で可能な限りの公益性を発揮することを求められていた。とくにJAは、農業・農村に関するノウハウを持つ組織であり、食と農のつながりに配慮した地域対応が中心になるべきであることを明らかにした。今後のJAにおける地域対応には、組合員とともに、そのニーズを満たしながら、地域の協同組合のあるべき像を模索し、事業を展開していくことが求められた。この活動の一つとして、農業者と消費者の新たな価値観を創造するための地産地消が適切であることを明らかにした。一方、JAは青果物流通において、大規模・遠隔産地形成の主導者として、広域大量流通の担い手としての役割を果たしてきたが、近年では、直販事業への参入や直売所の運営も行っていることを確認した。しかしながら、地場流通への対応の歴史は短く、現在でもその中心は市場流通が主となっており、直販事業では、業務用需要など大規模な実需者との関係に主眼が置かれているため、本研究が取り上げる病院給食への対応は、まれであることが推察された。なお、第26回JA全国大会決議から「総合事業を通じて地域のライフラ

インの一翼を担い、協同の力で豊かで暮らしやすい地域社会の実現に貢献している姿」をJAは提言しており、この提言を敷衍し捉えるならば、その総合事業の一つである医療事業の中の病院給食とJAの連携も、その姿の一翼を担うことを指摘した。

次に、1つの厚生連病院に複数のJAが納品を行う事例分析（遠州病院とJAとぴあ浜松およびJA遠州中央）を通じて、まずは、JA（JAとぴあ浜松）が病院に地場産農産物を納品する意義について検討した。JAが病院給食へ農産物を納品することで、他地域からの安価な農産物に対抗し、地場産農産物の存在を誇示し、意識的に地域の農産物を使用してもらいたいとの意向を持っていることが明らかとなった。このような活動は、JAだからこそ行えるものであり、まさに地場産農産物を優先的に使用する環境づくりへの寄与と言えた。次に、別のJA（JA遠州中央）では、地域内の地場産農産物認知度の向上を目的としている一方で、学校給食や業務用需要と並んで、直接販売の販路の一つであると認識していることが明らかとなった。この事例から、JAにおける病院給食への対応が、販売面での利益が大きいとは言い難い一方で、地域の農業振興を図るとともに、病院給食の質的向上に寄与するという公益性にも配慮した活動となっていることが明らかとなった。

JAにおける納品者としての課題を整序すると、①他産地からの調達機能の不足、②取扱品目が限定的であること、③配達機能の不足であった。これには、JAの販売力強化とともに、まずは直売所の活用、既存の小売店や仲卸業者の活用など、幅広い検討が必要であることが明らかとなった。

最後に、具体的な対応策として、①配達機能を含めた販売能力の高いJAには、直販事業における販路の一つとしての病院給食への対応を、②JA全般には、生産者と病院をつなぐコーディネーターとしての役割が求められることを明らかにした。

第4章「病院給食における業務委託化と地場産農産物導入方策」では、年々増加する病院給食の業務委託化が、地場産農産物使用に及ぼす影響を明らかにするとともに、業務委託が増加する今日における地場産農産物導入方策を示した。

病院給食の業務委託化は、戦後の直営原則から、質を担保した上で行うという前提を持ちながらも、医療の合理化とともに拡大してきたことを明らかにした。

その目的は、病院側では、給食経営の合理化、専門性への期待があげられたが、現場におけるメリットは、人材確保とコスト削減であることを明らかにした。今日の病院給食において、その市場規模は、医療費の削減などから微減傾向にあるが、病院の経費削減等を目的に、委託率は増加していくことが推察された。

さらにアンケート調査の結果から、給食運営方法が地場産農産物の使用に与える影響を検討すると、給食運営方法と地場産野菜の使用率について直接的な相関関係は見られなかったが、全面委託と一部委託および直営について、農産物の購入経路は異なることが明らかとなった。とくに、全面委託に関しては、給食委託会社からの流通が多く、一部委託および直営においては、小売店からの購入が多い傾向が示唆された。また、全面委託においては、地場産農産物導入の際の人材不足や、価格の不安定さへの不安といったコスト意識の強さが示唆された。一方で、直営では、数量不足や品目不足といった従来から地場産農産物の使用課題として指摘されてきた事項があがっていた。このことから、地場産農産物導入を検討する場合には、その病院の給食運営方法を考慮することが必要であることが明らかとなった。

次に、一部委託化しながら積極的な地産地消活動を行う事例分析（高知病院とかざぐるま市）を行うと、活動根拠として、厚生連会長の意向、つまり経営者の明確な使用方針が存在していることが明らかとなった。業務委託運営における地場産農産物導入には、委託契約への地場産農産物における使用方針の盛り込みが、最も重要な要素であることを明らかにした。

さらに、全国の病院・福祉施設を中心に給食業務の受託を行うＡ社の事例分析を行うと、給食委託会社が保有する購入経路は、野菜では、その保存性の低さや、長時間の輸送には不適切という特性から、集荷・分荷・保管機能を有する地方卸売市場内の仲卸業者と契約し、配送センターを経由して納品される体制を確立していた。給食委託会社の特徴は、取扱商品すべてに、トレーサビリティを確立し、食材を配送センターへ一元化、各受託先に納品することであった。地場産農産物を選択的に使用する場合には、病院の契約時の意向が必要であり、病院が希望すれば、指定した地元業者からの地場産農産物購入や、給食委託会社が保有する購入経路の中からの選択的な購入も可能であることを明らかにした。

第5章「病院給食における地場産農産物導入の意義と展開方策」では、病院

給食における地場産農産物導入の意義について検討し、今後の展開方策の要点を明らかにした。まず、厚生連ではない一般病院を事例（石川病院）として取り上げ、活動の中心は栄養部門担当者であり、そのリーダーシップが効果的な活動展開へ寄与していることを明らかにした。さらに、活動の効果として、院内外での給食部門への評価の高まり、食事が大切であると誰もが感じる環境づくり、調理師や管理栄養士の仕事のやりがいなどがあげられ、これらが、結果的な予算制約の緩和と理解を生むことで、より質の高い給食提供に寄与するという循環を形成することを指摘した。

　なお、本活動の課題として次の2点があげられた。1つは、地域農業とのつながりを持たない病院における地域農業との連携体制構築の困難さについてである。実際、当事例では病院に納品可能な生産者組織やJAが存在していなかった。このような病院給食における納品者を育成していくことは、今後の残された課題の一つであることを示唆した。もう1つは、事業の継続性に対する不安である。管理栄養士の個人的努力によって支えられてきたこのような活動は、担当者の異動などにより継続が困難になる危険性を含んでいる。その課題克服のためには、活動を継続するための使用方針を明確にするといった基盤整備が必要であることを明らかにした。

　次に、厚生連病院における事例より、病院と地域社会との関係からその意義をみた。当該事例（佐久病院とJA加工センター）では、セントラルキッチン化により、地域への治療食の配食や高齢化への対応といった地域のニーズに応える中で、地産地消の宣言を行っており、地域から病院への「まなざし」があることで、活動の継続への根拠となり、給食の質の維持や向上へ寄与することが考えられた。

　病院給食における食材料管理とは、病院という閉ざされた組織の中にあり、その実態は外部からは見えない。かつて「まずい・冷たい・早い」と言われてきた病院給食は、給食制度の整備を通じて改善されてきたが、業務委託化によるコスト削減や、食材料費の制約といった外部からは見えない課題を抱えていた。このような中で、病院給食が地場産農産物導入を行うことは、地域とのつながりや地域に開かれた病院となり、地域からの「まなざし」があればこそ、コスト重視から地域農業に配慮した給食運営を可能にすることを明らかにした。このことが、

本活動の意義の一つといえる。さらに付け加えれば、地場産農産物を活用するためには、部門内で学習が行われ、給食部門内での意識の高揚が起こり、それが質の高い食事提供につながることを明らかにした。鮮度が高い地場産農産物を給食に使用することで、給食の質の向上につながるというこれまで指摘されてきたメリットはもちろん肯定すべきものであるが、使用を通じた関係者の努力がそれらを規定していることを指摘した。さらに、病院の給食の質を構成する要素を、①人材（技能）、②材料（材料費）、③病院給食業務に対する労働者の意識、であるとするならば、本活動は各要素の底上げを実現しており、これこそが給食の質を高めるメカニズムであることを明らかにした。

　次に、病院給食における地場産農産物導入の方向性について、その定義および活動全体の展開方向と、病院間での普及の方向性について検討した。

　はじめに、これまでの事例分析とアンケート調査から、病院給食における地場産農産物活用すなわち地産地消を「地域農業を意識し、地場産農産物を優先的に使用することで、病院と地域農業の間に一定の経済的・物理的循環を形成し、給食の質を高めるとともに、地域農業と病院との、間接的・直接的な学びあいが、根強い日本農業を支える概念形成に寄与すること」と定義した。この定義を踏まえて、本活動の展開において重要な構成要素を 6 点あげた。

　①病院特性にあった地場産農産物購入経路の確保である。ここでは、複数の流通経路を示し、その中で病院の立地する条件や病院区分を考慮し、適切な流通経路を選択することを指摘した。ただし、購入先を検討する場合に、JAや地方自治体などといった青果物流通や地域農業の特性を理解した人材・組織の介入が必要であることを指摘した。とくに、JAにおいては、納品者としてはもとより、第 3 章であげられた農業における地域資源を有する団体として、病院と農業者（もしくは、地場産農産物を納品可能な事業者）のマッチングといった役割を有しており、地域の農業振興の軸となることが求められた。

　②地場産農産物購入のための行動計画の策定である。この主体は、地方自治体と病院である。とくに、地方自治体における地産地消の取組に病院給食が含まれることはまれであり、計画への盛り込みは、病院独自の計画はもとより、給食委託会社などへの刺激になることが考えられた。また、病院における行動計画の策定もしくは活動の方針の明確化は、予算制約の解消や、活動の根拠として必要不

可欠であることを明らかにした。

　③地域農業（農家）と病院との相互関係の形成である。病院は新鮮かつ地域特性のある農産物を使用することで給食の質を高め、農家は安定的な販売経路を確保する。このことは、農産物の需要拡大や農家所得の向上に急激な変化をもたらすものではないが、地域にこれらの資源が存在し続ける基礎となるとともに、安定的な相互関係があることが本活動の継続の基盤となることを指摘した。

　④地域に開かれた透明性の高い病院（給食部門）となることである。給食の食材料は、地域からも患者からも、その実態を見ることができないが、本活動を行うことで、それらが明らかとなり、さらに、地域から病院への『まなざし』があることで、食材料費の抑制に代表されるコスト削減から、地域農業に配慮した給食運営を可能にする。

　⑤病院内での食事に対する意識の向上である。食材料から配慮された食事は評価されることとなるだろう。このような食事を大切にする環境づくりが、活動評価につながり、活動の継続性を担保する。

　最後に、これまでの５点を踏まえて、⑥病院から地域農業に対する意識の向上である。アンケート調査において、全国的に地場産野菜を常用している病院は58％であり、７割以上が国・都道府県・市町村内産を意識していた。このような農産物を継続的に使用し続けられる日本農業を望む以上、病院にもそれを選択し、買い支えていく義務があり、なおかつ、その使用率から見れば、地場産農産物を使用できる可能性は高いと言えよう。一方で、予算制約をはじめとした課題もあることは事実である。だからこそ、地場産農産物活用を活動として開始し、それが社会的に評価されることが必要なのである。地産地消は、活動を通じた各主体が、間接的・直接的に学びあい続けることが重要であり、活動を活動として継続していくことに意味がある。これこそが、根強い日本農業を支える概念形成への一助となることを明らかにした。また、地産地消を進める上で必要な視点として、地産地消には「地場産農産物の調達」と「地場産農産物の活用と情報提供」が存在し、この両者が揃うことで活動が患者に届くことを指摘した。

　さらに、病院間での普及方向として、次の三方向を示した。

　まず、①厚生連病院から厚生連病院への「厚生連間での活動」展開である。第２章でとりあげた事例（新町病院）から、地域内に先進事例があることで、活動

に対する肯定感が高まり、厚生連病院としての周囲からの期待などを感じ、これが活動に対する困難性を低下させることを明らかにした。さらに、先進事例の病院が具体的な購入経路の提示、活動の具体例を示すことで、厚生連病院間で活動への積極性を高めることを明らかにした。

次に、②厚生連病院から一般病院への「地域内での活動展開」である。先進事例もしくはそれに影響された厚生連病院が地域にあることは、地域で活動が可能であるという証明になる。この時、厚生連病院には、活動を行うとともに、それを地域社会にアピールすることが求められた。これにより、活動に対する評価を得るとともに一部の活動へ関心のある一般病院へ活動が拡大する。こうして、次の活動への良循環が始まることを明らかにした。

最後に、③一般病院から一般病院への「地域内での活動普及」である。厚生連病院の活動が一般の関心の高い病院へ普及し、その購入経路や活動が社会的にも認知され、評価されれば、その他の一般病院においても活動を行うことが当然であるという環境を醸成することを明らかにした。

以上のように、病院給食における地場産農産物導入は、学校給食にみられる教育的視点を含めた政策主導型の活動に比べ事例先行型の活動であり、今後、これらの先進事例を中心に普及していくべきことを明らかにした。

第2節　病院給食における地場産農産物導入の展望 ― 残された課題 ―

本研究では、病院給食を地場産農産物活用の新たな場として捉え、その今日的意義と導入方法について検討を進めてきた。

病院給食とは治療の一環であり、疾病の回復へ寄与することが目的であることから、地場産農産物の選択的使用が食材料管理における優先度の高い項目ではない。しかしながら、コスト重視になりかねない給食分野において、病院給食の食材調達経路を明らかにし、地場産農産物の導入を検討する意義は大きい。よって、第1章では、食材購入の特徴と全国的な動向について検討し、納品者として、集荷・分荷・配達・情報伝達機能を持つ小売店や仲卸業者をあげた。また、全国的な地場産野菜の常用率は56.3％であり、6割以上が小売店から購入していることを明らかにした。第2章では、JAグループの一員である厚生連病院を対

象にその実態について検討し、厚生連病院は一般病院に比べ地域農業を意識しており、本活動の先進事例となることを明らかにした。第3章では、JAの病院給食における対応について検討し、地域公益性を発揮できる活動の一つとして地産地消があることを明らかにした。第4章では、業務委託下での活動方策について検討し、地場産農産物導入には、契約内容への明確な記載が活動根拠となることを明らかにした。第5章では、活動の意義を検討し、地産地消が質の高い給食提供に寄与する循環過程を示すとともに、本活動を行うことで病院の透明性を高め、地域農業を意識した給食運営が可能となることを明らかにした。

　以上のように、本研究では、病院給食の食材購入経路、厚生連病院の先進性、JAの地域対応の一つとしての地産地消、病院の活動方針の重要性、地場産農産物使用の意義を展開方策という5点を明らかにした。これらが実践されることにより、地域の病院と農業の経済的・物理的循環が形成され、地場産農産物を優先的に使用する環境が整備される。ただし、本研究が検討を進めてきた病院給食の地産地消においては、引き続き解明されるべき課題が残されている。ここでは、その具体的な課題として2点をとりあげ、本研究の結びとする。

　第1に、地産地消に対する各主体の認識の違いである。序章より、地産地消は、消費者と生産者の乖離の解消や、それを通じた地域の活性化が基本的な概念であり、その場所として、直売所が中心的役割を担ってきたことをあげた。しかしながら、このイメージが確立される中で、給食分野における地場産農産物導入には、「集団給食へ不揃いな農産物を使用することは難しい」といった意見がヒアリング調査から得られている。一方で、アンケート調査からは、病院給食への地場産農産物の使用について「規格外など安価に購入できれば新鮮な商品が入り活用できると思う」「農家（直売所）で納品可能なものは値段にかかわらず、使用している」「食材料費を考えると地場産農産物は高いので使用が難しいのが現状」という記述があるように、病院栄養士・管理栄養士の中でも、地産地消に対する考えには規格・価格などに関して大きな違いがある。さらに、実際に使用される農産物をみると、第3章で取り上げたJAとぴあ浜松では市場出荷された農産物を病院に納品しており、第4章のかざぐるま市では、女性農業者が市場出荷の規格とは異なる農産物を納品していた。このように病院給食における地場産農産物活用には、統一した見解がないことが地場産農産物導入の不明確さとな

終章　結論　*147*

り、活動開始の困難性を高めている。

　よって、本研究では第5章にて、病院給食における地場産農産物使用を「地域農業を意識し、地場産農産物を優先的に使用することで、病院と農業の間で、一定の経済的・物理的循環を形成し、給食の質を高めるとともに、地域農業と病院との、間接的・直接的な学びあいが、根強い日本農業を支える概念形成に寄与すること」と定義した。このことは、各地域の農業特性や病院の給食運営などによりその活動には違いがあることは当然であり、県内に農産物が少ない場合には、地方産、国内産とその範囲を拡大することは、活動の本質から離れるものではないことを示している。これまで教育的意義を持つ学校給食の地産地消に比べ、活動の意義について評価されてこなかった病院給食の地産地消だが、このような定義づけにより、市町村内産、県内産を使うことのみがその活動ではなく、活動とともにその意識を醸成し、活動基盤を醸成していく重要性が強く認識されるだろう。今後は、この概念を給食分野に普及することが求められるが、その展開方策について実証的研究を継続していくことが望まれる。

　第2に、JAにおける地産地消の体制づくりについてである。本研究で対象としてきた厚生連病院においては、系統利用や農業協同組合の一員であることを意識した取組があることを示したが、直接的な連携関係が構築されている事例は多いとは言い難い。また、厚生連病院の栄養士・管理栄養士に、JAグループの一員として、農業や地場産農産物、JAとの関わりについて自由記述を依頼すると、「地元JAの職員などとの交流の機会があればと思います」「JA側の体制ができていないと思う」「もっとJAから直接購入できるシステムが実現できればありがたい」「JAや本所の協力が必要だと思います」というようにJAとの連携を望む記述が多数みられた。このように、病院だけではその地域農業の特性に合わせた農産物を選定することや流通経路を確保することは困難であり、本活動には生産側の積極的な取組が不可欠である。このことから、今後、JAには地産池消における主体的な取組が求められ、具体的な担当部署、活動方法を含めた体制を構築しなければならない。

■著者紹介

大宮　めぐみ（おおみや・めぐみ）

1985 年　広島県生まれ
中国学園大学現代生活学部卒業
中国学園大学大学院現代生活学研究科修了
岡山大学大学院環境学研究科博士後期課程修了
博士（学術）、管理栄養士
中国短期大学教務助手を経て、
現在、中国学園大学現代生活学部助手

病院給食と地産地消

2015 年 2 月 10 日　初版第 1 刷発行

■著　　者──大宮めぐみ
■発 行 者──佐藤　守
■発 行 所──株式会社 大学教育出版
　　　　　　　〒 700-0953　岡山市南区西市 855-4
　　　　　　　電話(086)244-1268(代)　FAX(086)246-0294
■印刷製本──モリモト印刷㈱
■Ｄ Ｔ Ｐ──北村雅子

© Megumi Omiya 2015, Printed in Japan
検印省略　　落丁・乱丁本はお取り替えいたします。
本書のコピー・スキャン・デジタル化等の無断複製は著作権法上での例外を
除き禁じられています。本書を代行業者等の第三者に依頼してスキャンやデ
ジタル化することは、たとえ個人や家庭内での利用でも著作権法違反です。

ISBN978-4-86429-303-7